科学消毒健康生活必备指导丛书

医院消毒

——消毒工作的重中之重

曲云霞　主编

化学工业出版社

·北京·

本书共五章，包括医学微生物学基础，医院消毒工作概述，医院消毒相关技术，医院各部门消毒与灭菌流程，医院消毒质量监测。

本书介绍的消毒理论通俗易懂，消毒方法可操作性强，可供医院感染管理、医疗护理、消毒供应和手术室人员，以及卫生防疫、卫生监测人员参考，也可供高等学校相关专业师生参阅。

图书在版编目（CIP）数据

医院消毒：消毒工作的重中之重/曲云霞主编. —
北京：化学工业出版社，2018.6
（科学消毒健康生活必备指导丛书）
ISBN 978-7-122-31967-8

Ⅰ. ①医… Ⅱ. ①曲… Ⅲ. ①医院-消毒-基本知识
Ⅳ. ①R187

中国版本图书馆 CIP 数据核字（2018）第 077329 号

责任编辑：左晨燕　刘　婧
责任校对：王　静　　　　　　　　装帧设计：韩　飞

出版发行：化学工业出版社（北京市东城区青年湖南街13号　邮政编码100011）
印　　装：大厂聚鑫印刷有限责任公司
710mm×1000mm　1/16　印张12½　字数201千字　2019年1月北京第1版第1次印刷

购书咨询：010-64518888　　售后服务：010-64518899
网　　址：http://www.cip.com.cn
凡购买本书，如有缺损质量问题，本社销售中心负责调换。

定　　价：39.80元

《医院消毒——消毒工作的重中之重》编委会

主编：曲云霞

参编人员：

马艳霞　范小波　阮元龙　李悠然
苏志金　袁心蕊　谷　雪　张期全
赵文杰　赵红梅　王小伟　席守煜

前言

　　随着社会的发展，现代医疗水平的不断提高，医院内的消毒灭菌工作是控制医院内感染、保证医疗护理质量的重要环节，在感染控制中起着不可低估的重要作用。医院消毒已日益受到卫生部门各级领导的广泛关注，为此各地制定了相关的审核验收标准，以促进消毒工作的持续改进。医院中，医、教、研、护理工作使用的器械、物品、管路装置等在回收、清洗、消毒、打包、灭菌、储存、发放各个环节，必须做到规范操作，严格灭菌与监测，防止交叉感染。否则稍有疏忽将给病人带来危害甚至造成医院内感染，带来不可估量的损失。因此必须加强对消毒供应中心的专业化、规范化、信息化、科学化的管理。完善消毒工作的整体设计，要做到具有合理的建筑布局、科学的工作流程、专业的设备配置，同时引入先进的管理理念和方法，促进现代医院消毒工作的科学发展，从而提高医院的综合实力。

　　本书共分五章，内容包括医学微生物学基础、医院消毒工作概述、医院消毒相关技术、医院各部门消毒与灭菌流程、医院消毒质量监测。全书编排系统有序，阐述重点突出，做法可行有效，对医院消毒供应专业工作具有较强的针对性、规范性和可操作性，对护理管理者和工作人员有启迪作用和参考价值。

　　限于编者编写时间和水平，书中不足和疏漏之处在所难免，敬请读者提出修改建议。

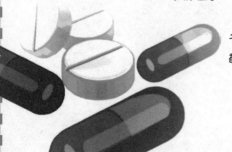

编者

2018 年 6 月

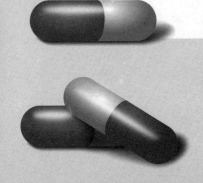

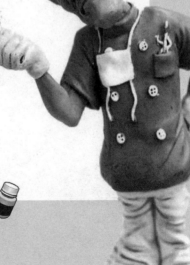
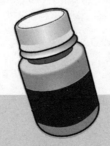
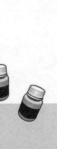

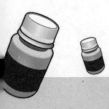

目录

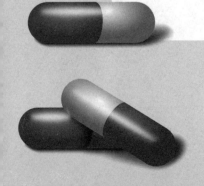

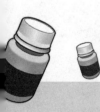

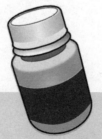

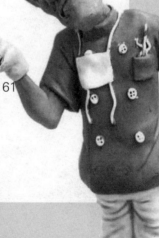

目

录

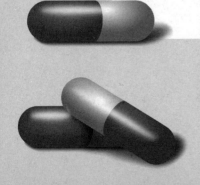

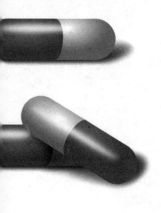

第一章

医学微生物学基础

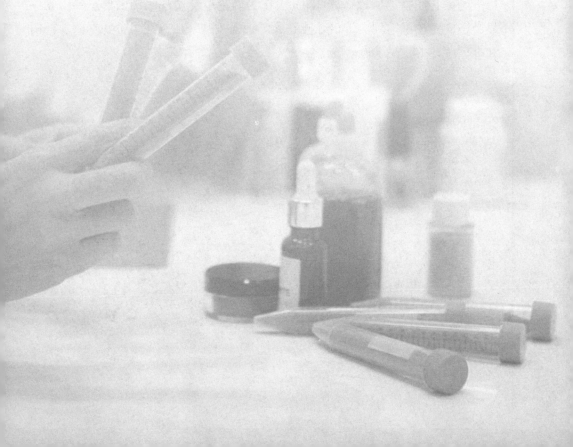

医学微生物学是微生物学的一个分支，也是医学的一门基础学科。它主要研究与人类疾病有关的病原微生物的形态、结构、代谢活动，及其遗传和变异、致病机制、机体的抗感染免疫、实验室诊断及特异性预防等。学习医学微生物学的目的，在于了解病原微生物的生物学特性与致病性，认识人体对病原微生物的免疫作用。掌握医学微生物学的基础知识，可为实施医院消毒打下基础，并有助于控制和消灭传染性疾病。本章主要介绍细菌学基础、真菌学基础、病毒学基础以及环境微生物与医院感染的关系。

第一节 细菌学基础

一、细菌的形态与大小

细菌很小，通常以微米（μm）作为测量单位。观察细菌形态要用光学显微镜放大几百倍到上千倍才能看到。细菌按其外形描述可分为球菌、杆菌和螺形菌三类，见下图。

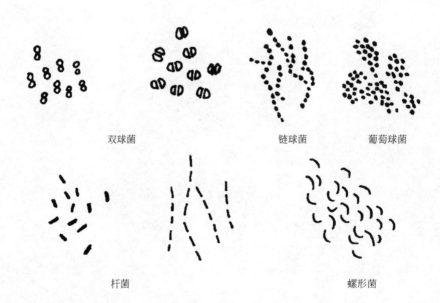

双球菌　　链球菌　　葡萄球菌

杆菌　　螺形菌

1. 球菌

球菌外形呈球形或近似球形，平均直径 0.8 ～ 1.2 μm。球菌根据繁殖时的细胞分裂层面以及分裂后的黏附方式可分为双球菌、链球菌、四联球菌、八叠球菌、葡萄球菌。

细菌中对人致病的球菌为病原性球菌，主要引起化脓性炎症，因此又将其称为化脓性球菌，其革兰氏阳性菌主要包括葡萄球菌、链球菌和肺炎球菌等，革兰氏阴性菌包括痢疾杆菌、伤寒杆菌、大肠杆菌等。

2. 杆菌

各种杆菌的大小、长短、弯度和粗细差异较大。大的杆菌如炭疽杆菌，中等大小的杆菌如肠道杆菌，小的如野兔热杆菌。

杆菌的形态各异。如球杆菌菌体短呈椭圆形；梭杆菌两端尖细；棒状杆菌末端膨大呈棒状；分枝杆菌呈 V 形或 Y 形。

3. 螺形菌

菌体有一个弯曲或几个弯曲的细菌称为螺形菌。

二、消毒与灭菌

（一）物理消毒灭菌法

消毒灭菌的物理因素主要包括热力、紫外线、电离辐射、过滤、超声波、干燥和低温等。

1. 热力消毒灭菌法

热力消毒灭菌法利用高温杀死微生物。热力消毒灭菌可分为湿热灭菌与干热灭菌两大类。湿热灭菌与干热灭菌各有特点，但湿热灭菌的效果较干热灭菌好，所以使用也更普遍。

（1）干热消毒灭菌法

干热的杀菌作用是通过脱水干燥和大分子变性而实现的。一般细菌繁殖体在干燥状态下，80～100℃经1h即可被杀死；芽孢则需在160～170℃经2h才会死亡。

1）焚烧　直接点燃或在焚烧炉内焚烧是一种彻底的灭菌方法。仅适用于废弃物或动物尸体。

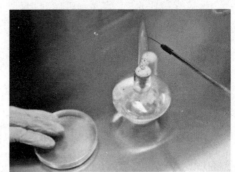

2）烧灼法　直接用火焰灭菌。适用于微生物学实验室的接种环和试管口等的灭菌。

3）干烤法　利用电热烤箱的热空气消毒灭菌。一般繁殖体在80～100℃中经1h可以被杀死，芽孢和病毒需160～170℃经2h才会死亡。热空气消毒灭菌法适用于玻璃器皿、瓷器、玻璃注射器等。灭菌待箱内温度降至40℃以下才能开启柜门，以防器皿炸裂。

4）微波消毒灭菌法　微波是一种高频电磁波，其杀菌作用原理为热效应（所及之处产生分子内部剧烈运动，使物体内外温度迅速升高）与综合效应（如化学效应、电磁共振效应和场致力效应）。目前已广泛应用于食品和药物的消毒。

5）红外线灭菌法　红外线是一种波长为0.11μm的电磁波，可因产生

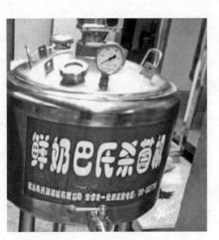

高热而发挥灭菌作用，其中1～10μm波长的热效应最强。但热效应只在照射表面产生。此法多用于不适宜干烤的医疗器械的灭菌。

（2）湿热消毒灭菌法

湿热灭菌法是指用饱和水蒸气、沸水或流通蒸汽进行灭菌的方法，以高温高压水蒸气为介质，由于蒸汽潜热大，穿透力强，容易使蛋白质变性或凝固，最终导致微生物的死亡，所以该法的灭

菌效率比干热灭菌法高。

1）巴氏消毒法　亦称低温消毒法、冷杀菌法，是一种利用较低的温度既可杀死病菌又能保持物品中营养物质风味不变的消毒法。此法由巴斯德创造，用以消毒酒类，故得名。

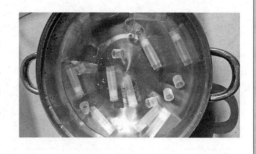

2）煮沸法　即利用煮沸（100℃）经 5min 可杀死一切细菌的繁殖体的消毒法。一般消毒以煮沸 10min 为宜。用于一般外科器械、胶管和注射器、饮水和食具的消毒。

3）流通蒸汽消毒法　在一个大气压（1atm=101325Pa）下利用 100℃的水蒸气进行消毒。器械是 Arnold 消毒器或普通蒸笼。15 ～ 30min 可杀灭细菌繁殖体，但不保证杀灭芽孢。消毒物品的包装不宜过大、过紧以利于蒸汽穿透。

4）间歇灭菌法　利用反复多次地流通蒸汽加热，杀灭所有微生物，包括芽孢。方法同流通蒸汽灭菌法，但要重复 3 次以上，每次间歇时将要灭菌的物体放到 37℃孵箱过夜，目的是使芽孢发育成繁殖体。若被灭菌物不耐100℃高温，可将温度降至 75 ～ 80℃，加热延长为 30 ～ 60min，并增加次数。适用于不耐高热的含糖或牛奶的培养基。

5）高压蒸汽灭菌法　用高温加高压灭菌不仅可杀死一般的细菌、真菌等微生物，对芽孢、孢子也有杀灭效果，是最可靠、应用最普遍的物理灭菌法。主要用于能耐高温的物品，如培养基、金属器械、玻璃、搪瓷、敷料、橡胶及一些药物的灭菌。

2. 辐射杀菌法

辐射杀菌法包括电离辐射灭菌法和紫外线消毒（非电离辐射灭菌法）两种。

（1）电离辐射灭菌法

应用放射性同位素 γ 源或 β 射线加速器发生的高能量电子束进行灭菌。常用的有 ^{60}Co 照射装置和电子加速器照射装置，目前 ^{60}Co 照射装置的应用最为普遍。其中，多数用于对一次性使用医疗卫生产品的消毒和灭菌。两种电离辐射灭菌方法的比较见下表。

项目	γ 射线照射（⁶⁰Co）	β 射线照射（电子加速器）
穿透	深（60cm 水）	浅（< 2.5cm 水）
持续处理	可	不可
灭菌所需时间	长（约 4.8h）	短（数秒）
物品大小	大小均可	限小型物品
设施	占地广	占地较小
安全设备	要求严格，限制程度高	限制程度较低

（2）紫外线消毒

利用适当波长的紫外线能够破坏微生物机体细胞中的 DNA（脱氧核糖核酸）或 RNA（核糖核酸）的分子结构，造成生长性细胞死亡和（或）再生性细胞死亡，达到杀菌消毒的效果。紫外线消毒对杆菌杀菌力强，对球菌较弱，对霉菌和酵母菌更弱。对生长

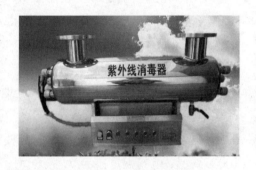

期细菌敏感，对芽孢敏感性差。紫外线的穿透能力弱，不能通过普通玻璃、尘埃，只能用于消毒物体表面及空气、手术室、无菌操作实验室及烧伤病房，也可用于不耐热物品表面消毒。杀菌波长的紫外线对人体皮肤和眼睛均有损伤作用，使用时应注意防护。

3. 过滤除菌

过滤除菌利用物理阻留和静电吸附等原理去除液体或空气中的微生物，以达到无菌目的。

4. 超声波杀菌

超声波杀菌是利用频率在 20 ~ 200kHz 内的声波，使细菌裂解以达到消毒目的的消毒法。超声波可裂解多数细菌，尤其是革兰氏阴性菌更为敏感。

5. 干燥及低温抑菌法

（1）干燥

细菌抗干燥能力依菌种和环境有所不同。有些细菌的繁殖体在空气中干燥会很快死亡，如脑膜炎奈瑟菌等；但有些细菌的繁殖体抗干燥能力较强。芽孢抗干燥的能力更强，如炭疽芽孢杆菌的芽孢耐干燥可达 20 余年。干燥主要用于保存食物。

（2）低温

除脑膜炎球菌和淋球菌等少数细菌外，多数细菌耐低温。在低温状态下，这些菌的新陈代谢减慢，当温度回升至适宜范围又能恢复生长繁殖，故低温常用于保存细菌菌种。低温保存细菌，必须迅速降温，否则可致细菌死亡。

（二）化学消毒灭菌法

1. 化学消毒剂作用机制

不同的化学消毒剂作用原理也不完全相同，大致可归纳为三个方面。一种化学消毒剂对细菌的影响常以其中一方面为主，兼有其他方面的作用。

① 改变细胞膜通透性。表面活性剂、酚类及醇类可导致胞浆膜结构紊乱并干扰其正常功能。使小分子代谢物质溢出胞外，影响细胞传递活性和能量代谢，甚至引起细胞破裂。

② 蛋白质变性或凝固。酸、碱和醇类等有机溶剂可改变蛋白质构型而扰乱多肽链的折叠方式，造成蛋白质变性。如乙醇、大多数重金属盐、氧化剂、醛类、染料和酸碱等。

③ 改变蛋白质与核酸功能。基团的因子作用于细菌胞内酶的功能基（如 SH 基）而改变或抑制其活性。如某些氧化剂和重金属盐类能与细菌的—SH 结合并使之失去活性。

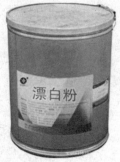

2. 消毒剂的种类

（1）漂白粉

常用消毒剂。主要成分为次氯酸钙，其杀菌作用取决于次氯酸钙中含的有效氯的量。由于其性质不稳定，使用时应进行测定，一般以有效氯含量＞25%为标准，少于25%则不能使用。漂白粉有乳剂、澄清液和粉剂3种剂型。常用浓度为0.2%，用于浸泡、清洗、擦拭、喷洒墙面。对结核杆菌和肝炎病毒用5%澄清液作用1～2h。漂白粉不适宜对衣服、纺织品、金属品和家具进行消毒。

（2）过氧乙酸

为无色透明液体，有刺激性酸味，有腐蚀、漂白作用。是强氧化剂，杀菌能力强，0.01%溶液可杀死各种细菌，0.2%溶液可灭活各种病毒，是肝炎病毒较好的消毒剂，1%～2%溶液可杀灭菌与芽孢。过氧乙酸具有腐蚀性和漂白性，因此一些物品及衣物消毒后必须立即洗涤干净。

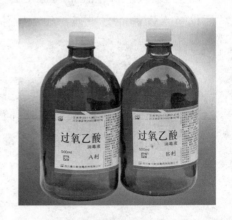

（3）戊二醛

无色或淡黄色油状液体，有微弱甲醛气味。性质稳定，腐蚀性小。为广谱杀菌剂，杀灭细菌需10～20min；对肝炎病毒和乙型肝炎表面抗原（HBsAg）需作用30min；对芽孢需作用4～12h。

（4）新洁尔灭

属季铵盐类消毒剂，为淡黄色胶状液，易溶于水，呈碱性反应，性质稳定，摇动时有大量泡沫。对化脓菌、肠道菌及某些病毒有较好杀灭能力，但对结核

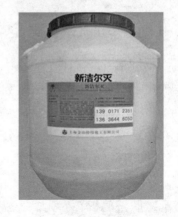

菌及真菌作用效果差，对芽孢只有抑制作用，对肝炎病毒无灭活作用。很多因素如有机物、硬质水和拮抗物质都能降低其杀菌效果。少量肥皂和阴离子表面活性剂可使其杀菌力消失，故新洁尔灭不能与肥皂和洗衣粉同时使用。

（5）甲醛

含甲醛36%的水溶液，又称福尔马林，是一种古老的消毒剂，具有刺激性臭味，主要用于熏蒸消毒。对于皮毛、衣物和污染房间均有效。有强大杀菌作用，能杀灭芽孢，对细菌繁殖体效果更好。

（6）环氧乙烷

低温下为无色透明液体，沸点10.8℃，储于钢瓶、耐压铝瓶或玻瓶内，

是一种气体灭菌剂。其气体穿透力强，有较强的杀菌能力，对细菌芽孢、病毒和真菌也有很好的杀灭作用。对大多数物品不造成损坏，所以可用于皮毛、皮革、丝毛织品和医疗用精密器

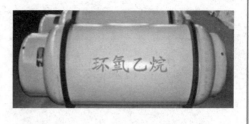

械等的熏蒸消毒。对人有毒，而且其蒸气遇明火会燃烧以至爆炸，所以必须注意安全，具备一定条件时才可使用。

（三）生物因素对细菌的影响

1. 噬菌体对细菌的作用

噬菌体是能感染细菌、放线菌、真菌和螺旋体的病毒。噬菌体分布广泛，凡是有细菌存在的场所，都可能有相应噬菌体的存在。噬菌体有严格的宿主特异性，只寄居于易感宿主菌体内。可通过对细菌的侵犯进入菌体内，在菌体内增殖后造成细菌的损伤或死亡，用于一些环境细菌污染的治理以及废水的净化等。

2. 抗生素对细菌的影响

抗生素是人类控制和治疗感染性疾病，保障身体健康以及用来防治动植物病害的重要化学药物。抗生素主要通过影响微生物的某一些代谢环节，从而抑制微生物的生长或者导致其死亡。主要的作用机制有抑制细胞壁的合成、影响细胞膜的功能、干扰蛋白质的合成、抑制核酸的合成及干扰细胞的能量代谢和电子传递体系。

3. 细菌素对细菌的影响

细菌素是由一些细菌合成的一种具有杀菌作用的蛋白质物质。细菌素的作用类似于抗生素，但其抗菌谱较窄，仅对与产生菌亲缘关系较近的细菌有杀伤作用。某些敏感菌表面有相应的受体，可吸附细菌素，进而杀死细菌。

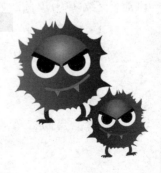

三、影响消毒效果的因素

许多因素会影响消毒剂的作用，且各消毒剂对这些因素的敏感性差异很大。

1. 消毒剂的性质、浓度和作用时间

理化性质不同的消毒剂对微生物的作用大小也不同。例如，表面活性剂对革兰氏阳性菌的杀灭效果比对革兰氏阴性菌好；龙胆紫对葡萄球菌的作用较强。同一消毒剂浓度不同，其消毒效果也不同。绝大多数消毒剂在高浓度时杀菌作用大，浓度降低至一定程度时只有抑菌作用。但醇类例外，70%乙醇或50%～80%异丙醇的消毒效果最好。其机制是高浓度乙醇，能使菌体表面的蛋白质迅速凝固，反而影响其继续渗入，杀菌效力反而降低。消毒剂在一定浓度下对细菌的作用时间越长，消毒效果也越强。

2. 微生物的种类

不同类型的病原微生物对消毒剂抵抗力不同，必须根据消毒对象选择合适的消毒剂。

（1）细菌繁殖体

易被消毒剂消灭，一般革兰氏阳性细菌对消毒剂较敏感，革兰氏阴性杆菌则常有较强的抵抗力。繁殖体对热敏感，消毒方法以热力消毒为主。

（2）细菌芽孢

芽孢对消毒剂耐力最强，杀灭细菌芽孢最可靠的方法是热力灭菌、电离辐射和环氧乙烷熏蒸。化学消毒剂，如戊二醛、过氧乙酸能杀灭芽孢，但可靠性不如热力灭菌法。

（3）病毒

对消毒剂的耐力因种类不同而有很大差异，亲水病毒的耐力较亲脂病毒强。

（4）真菌

对干燥、日光、紫外线以及多数化学药物耐力较强，但不耐热。

3. 微生物的数量

微生物数量越多需要消毒的时间越长，剂量也越大。

4. 有机物的存在

① 有机物在微生物的表面形成保护层，妨碍消毒剂与微生物的接触或延迟消毒剂的作用发挥，导致微生物逐渐产生对药物的适应性。

② 有机物和消毒剂作用，形成溶解度比原来更低或杀菌作用比原来更弱的化合物。

③ 一部分消毒剂与有机物发生了作用，则对微生物的作用浓度降低。

④ 有机物可中和一部分消毒剂。消毒剂中重金属类和表面活性剂等受有机物影响较大，戊二醛受影响较小。

5. 温度

随着温度的升高，杀菌作用增强，但温度的变化对各种消毒剂影响不同。

如甲醛、戊二醛和环氧乙烷在温度升高 1 倍时，杀菌效果可增加 10 倍，而酚类和酒精受温度影响小。

6.pH 值

pH 值从以下两方面影响杀菌作用。

（1）对消毒剂的作用
改变消毒剂溶解度和分子结构。

（2）对微生物的生长有影响
在酸性条件下，细菌表面负电荷减少，阴离子型消毒剂杀菌效果好。在碱性条件下，细菌表面负电荷增多，有利于阳离子型消毒剂发挥作用。

其他影响消毒灭菌效果的因素还有湿度、穿透力、表面张力及拮抗物质等。

第二节　真菌学基础

一、真菌的结构

　　真菌是一群体积较大的不能进行光合作用的腐生性微生物，无论在大小、形态、结构、细胞核构造及化学组成上都异于细菌。最简单的形态是单细胞芽生的酵母菌，较复杂的形态则是生长时形成一团具有分支、相互交错的丝状物，称丝状菌或霉菌。真菌的结构可分为营养系统和生殖系统。

（一）营养系统

1. 菌丝

　　当多细胞真菌的孢子生长于适合的培养环境时，由孢子发芽长出芽管并且延长具有分支的细丝，每条细丝称为菌丝。大部分的真菌菌丝具有横隔的细胞壁，故分节成一串细胞，中隔内通常存在有一些"孔洞"，使得每一分隔细胞的细胞质内含物可自由

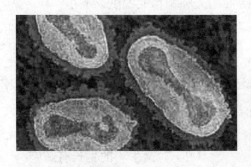

流通，这种菌丝称为有隔菌丝。另有些真菌的菌丝则缺少横隔，细胞质和细胞核是混合流通的。大部分致病性真菌为有隔菌丝。菌丝有球拍状、结节状、鹿角状、梳状和螺旋状等多种形态。菌丝的有无是真菌分类的标准之一，依据菌丝的不同形态有助于鉴别真菌。

2. 菌丝体

　　如果菌丝大量生长分支而形成一丛网状结构的生长物，则称之为菌丝

体。真菌的菌丝体通常可分为两种不同功能的形态：一种是穿入培养基向下生长吸收养分的生长菌丝，这种菌丝体的片段若移到新鲜的培养基内，又可再生长成一丛菌丝体；另一种则是突向培养基表面向上生长的空中菌丝。这种伸出培养基表面的菌丝体能够产生孢子，专门繁殖，故又称为生殖菌丝。

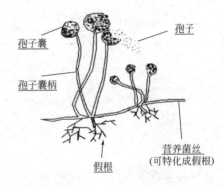

（二）生殖系统

大部分的真菌是靠孢子来繁殖的，一般来说，真菌的生殖方式可分为有性和无性两种阶段交替或同时进行，孢子是真菌的繁殖结构。仅具有无性孢子生殖的真菌称为不完全真菌。

1. 有性生殖

由代表两性的两个配子结合，经过细胞核融合以及减数分裂产生有性孢子。有性孢子的数目远少于无性孢子，并且需要在一定环境下才能形成。真菌的有性孢子有卵孢子、接合孢子、子囊孢子和担子孢子。

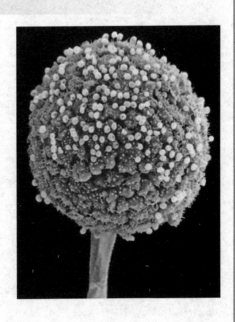

2. 无性生殖

真菌的细胞不发生融合，位于普通菌丝的侧缘或末端，有丝分裂的无性繁殖所产生的孢子即为无性孢子。

二、真菌的致病类型

1. 致病性真菌感染

主要是外源性真菌感染，可引起皮肤、皮下和全身性真菌感染。

2. 机会致病性真菌感染

主要是内源性真菌感染。念珠菌、隐球菌、曲霉菌和毛霉菌等真菌是人体正常菌群成员，致病力弱，只有在机体全身与局部免疫力降低或菌群失调情况下引起感染。

3. 真菌变态反应性疾病

临床变态反应性疾病中部分是由真菌引起的。这些真菌可以是致病性真菌，更多的是非致病真菌，如铰链孢霉、着色真菌、曲霉和青霉等可污染环境，引起麻疹、接触性皮炎、鼻炎以及哮喘等变态反应。

4. 真菌性中毒

有些真菌在粮食或饲料上生长，人、畜食后可导致急性或慢性中毒，称为真菌中毒症。引起中毒的原因可以是真菌本身有毒，但主要是真菌生长后产生的真菌毒素。

5. 真菌毒素与肿瘤

随着对真菌代谢产物研究的深入，人们不断发现有些真菌毒素与肿瘤的发生有关，其中研究最多的是黄曲霉毒素。目前研究已经表明黄曲霉毒素 B_1 的致癌作用最强。

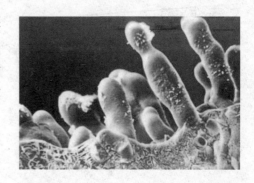

三、真菌的防治原则

目前尚无特异性预防方法。皮肤癣的预防主要是注意皮肤卫生，避免直接或间接与病人接触。预防足癣要保持鞋袜干燥，透气性好，防止真菌滋生，或以甲醛棉球置鞋内杀菌后再穿。治疗主要是局部使用咪康唑霜等抗真菌药物。癣症严重的病人也可考虑口服灰黄霉素、酮康唑等药物，但这些药物对肝、肾等脏器都有一定损伤作用。

引起深部感染的真菌，绝大多数是白念珠菌等条件致病菌。预防着重于提高机体的免疫力与严格掌握免疫抑制剂、皮质激素以及广谱抗生素等药物的应用、剂量和疗程等问题。对深部真菌感染目前还缺乏高效、安全、较理想的抗真菌药物。两性霉素 B 为目前最有效的抗真菌药物，故常与两性霉素 B 联合应用，酮康唑等吡咯类抗真菌药有较广的抗真菌谱，安全性提高，但抗菌活性较两性霉素 B 明显为低。

第三节 病毒学基础

一、病毒的基本性状

病毒是一类具有独特生物学性状的非细胞型微生物。其基本特性可归纳为：体积微小、结构简单、专性寄生、复制增殖。病毒体积微小，必须用电子显微镜放大几万甚至几十万倍才可观察。

病毒的结构十分简单，不具有细胞结构，仅有一种核酸类型（DNA 或 RNA）作为其遗传物质，外周包裹着蛋白衣壳或包膜，以保护其核酸不被破坏。因此，病毒可被看作是"一包基因"或核酸蛋白分子。由于缺乏自身增殖所需的酶类和能量等物质，病

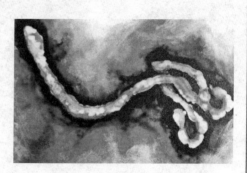

毒必须在活细胞内寄生才显示其生命活性,是严格的细胞内寄生物。与其他专性细胞内寄生的微生物不同,病毒进入宿主细胞后,不是进行类似细菌等的二分裂繁殖,而是根据病毒核酸的指令,使受感染细胞改变一系列自身的生命活动,转为病毒的核酸复制、蛋白质转配等过程,最后产生大量子代病毒,导致细胞病变甚至死亡。

二、理化因素对病毒的影响

病毒受理化因素作用后,失去感染性,称为灭活。灭活的病毒仍保留其抗原性、红细胞吸附、血凝和细胞融合等特性。不同病毒对理化因素的敏感性不同,理化因素对病毒的灭活机制可以是:直接破坏核酸,如高温、化学消毒剂和射线等;使病原蛋白变性,如酸、碱和高温等;破坏包膜病毒的脂质结构,如冻融、脂溶剂或去垢剂等。了解理化因素对病毒的影响,不仅对采取正确的消毒措施有实用价值,而且在对病毒分离、疫苗制备和预防病毒感染等方面具有重要的意义。

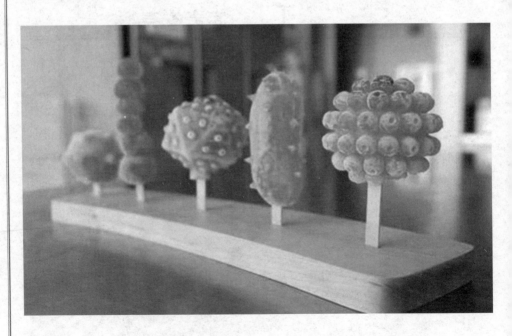

（一）物理因素

1.温度

大多数病毒耐冷不耐热。在0℃以下，特别是在低温（–70℃）、液氮温度及冷冻真空干燥环境，可长期保持其感染性。病毒一旦离开机体，在55～70℃ 1h，即因表面蛋白质变性而大多数灭活。超过70℃时，核酸与蛋白质均被破坏。热对病毒的灭活作用主要是使病毒衣壳蛋白质和包膜病毒的糖蛋白发生变化，阻止病毒吸附。

2.pH值

大多数病毒pH值在6～8范围内较稳定，而在pH值低于5或高于9的环境中可被迅速灭活。但各种病毒对pH耐受能力有很大不同，故病毒对pH值的稳定性常作为病毒体鉴定的指标之一。

3.射线

电离辐射(如X射线、γ射线)及紫外线,因能破坏病毒核酸而灭活病毒。X射线因能引起糖磷酸盐骨架断裂而破坏核酸分子，在多核苷酸链上的任何一处发生致死性断裂均能破坏病毒，故X射线作用单链核酸病毒比双链病毒更有效。紫外线易被病毒核酸中的嘌呤和嘧啶环吸收，或在多核苷酸链上形成双聚体，抑制病毒DNA和RNA的复制，因而能灭活病毒。

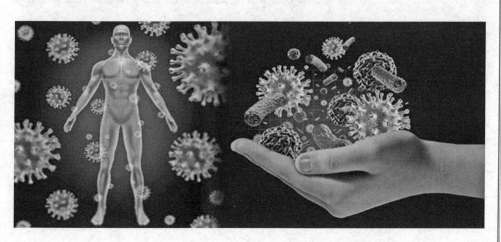

（二）化学因素

1. 脂溶剂

包膜病毒的包膜内含脂质成分，能被脂溶剂，如乙醚、氯仿与阴离子去污剂和去氧胆酸盐等所溶解，使病毒失去吸附宿主细胞的能力。因此包膜病毒进入人体消化道后，即被胆汁所破坏。此外，也可利用这种特性来鉴别包膜病毒与无包膜病毒。

2. 化学消毒剂

除强酸、强碱消毒剂外，酚类、氯化剂、卤素类和醇类等对病毒也有很强的灭活作用。但消毒剂灭活病毒的效果不如杀灭细菌，可能是因为病毒缺乏酶类。不同病毒对化学消毒剂的敏感性不同，无包膜的小病毒抵抗力较强。醛类消毒剂由于能破坏病毒感染性但可保持抗原性，故常用来制备灭活病毒疫苗。

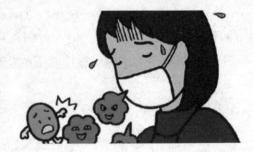

三、病毒感染的预防

1. 人工主动免疫

目前普遍采用各种疫苗来进行人工主动免疫。现代疫苗的发明人英国医师琴纳，在18世纪天花流行时发现感染牛痘的挤奶女工不会罹患天花，从而发明了用接种牛痘病毒来预防人类天花的方法，开创了疾病预防的新纪元。约100年后法国科学家巴斯德发明狂犬病疫苗，奠定了现代疫苗的基础。

疫苗，特别是病毒疫苗已经成为人们预防传染病的最重要和最有效的手段，越来越受到医学生物学界的重视。随着现代医学和生物学的发展，疫苗的研究和使用得到了快速发展，特别是近30年来，生物工程技术和分子生物学的迅猛发展极大地促进了疫苗的研究和开发。这些疫苗的广泛使用，使曾经严重危害人类生命与健康的疾病，像天花、小儿麻痹症、麻疹、白喉等疾病的流行得到了有效控制，其中天花已被消灭，开创了使用疫苗在自然界中消灭一种病原微生物的医学奇迹。

大多数疫苗是根据免疫手段来设计的，就是通过刺激机体免疫系统，使其在以后暴露于特定病毒时免疫群体的患病率和病死率得以降低。

从疫苗生产所使用的技术来看，病毒疫苗可分成传统疫苗和新型疫苗两类。传统疫苗包括灭活疫苗、减毒活疫苗和用天然病毒的某些成分制成的亚单位疫苗等。新型疫苗主要指基因工程技术生产的疫苗，包括基因工程亚单位疫苗、基因工程载体疫苗、核酸疫苗以及基因缺失减毒活疫苗等，通常也习惯地将遗传重组疫苗、合成肽疫苗和抗独特型抗体疫苗包括在新型疫苗范围内。

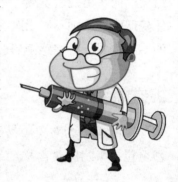

2. 人工被动免疫

常用的人工被动免疫制剂有免疫血清、胎盘球蛋白、丙种球蛋白以及与细胞免疫有关的转移因子等。注射人免疫球蛋白对甲型肝炎、麻疹和脊髓灰质炎等具有紧急预防作用，可使接触者不出现症状或仅出现轻微症状。近年来应用含有高效价抗 –HBs 的乙肝病毒免疫球蛋白来预防乙型肝炎，已取得了一定疗效。

第四节 环境微生物与医院感染的关系

医院感染管理是医疗质量控制领域内一项全新的质量管理内容，它不但保护病人的生命、促进病人的康复，而且还与广大医务人员的健康、社会公共卫生问题息息相关，是当前全球医学界十分关注的问题之一。

一、相关概念

1. 医院感染的定义

医院感染又称医院内感染，亦可称作医院获得性感染，是指住院患者在医院内获得的感染，包括在住院期间出现的感染以及在住院期间感染处于潜伏期而在出院后发病的感染。如果患者在住院前感染（处于潜伏期）而在住院期间发病则不属于医院感染。此外，医院工作人员在医院工作期间出现的感染也属于医院感染。医院感染通常是指住院患者住院48h后出现的感染。

2. 医院感染的对象

医院感染的对象（易感人群）广义上包括住院患者、医院工作人员，甚至包括来院探视者等。

（1）住院患者

住院患者是医院感染涉及的主要对象，这是由于住院患者处于程度不等的免疫低下的状态，存在诸多易感因素，主要包括手术治疗、放疗、化疗、器官移植、较长时期的抗菌药物治疗、激素的使用、介入性治疗、慢性疾病以及感染性疾病等。

（2）医护人员及其他有关人员

医院工作人员在工作过程中接触各种患者，进行多种操作而易导致感染。例如，锐器伤，感染性体液的接触等。易感人员主要包括手术医生、护士、检验科、实验室工作人员、中心供应室工作人员等。

（3）探视者

原则上探视者应该包括在易感人群内，但考虑到诊断等诸多因素的影响，目前尚未将其包括在内。

3. 引起医院感染的微生物

通常按照微生物与人类感染性疾病的关系把微生物分为3大类，即致病菌、条件致病菌和非致病菌。引起医院感染的常见菌见下表。住院患者处于免疫低下的状态，因此这3大类微生物均可引起住院患者感染，但主要是致病菌和条件致病菌。

细菌分型	细菌名称
革兰氏阳性球菌	葡萄球菌属、链球菌属、微球菌属
革兰氏阴性杆菌	肠杆菌科、假单胞菌属、不动杆菌属、军团菌、脑膜炎败血性黄杆菌
厌氧菌	拟杆菌、梭状芽孢杆菌、破伤风杆菌
其他细菌	结核分枝杆菌、非结核分枝杆菌、单核细胞增多李斯特菌
病毒	肝炎病毒、流感病毒、轮状病毒、巨细胞病毒、单纯疱疹病毒、水痘病毒
真菌	念珠菌、组织胞浆菌、球孢子菌、引孢子菌
其他	蓝氏贾第鞭毛虫等

4. 正常菌群与菌群失调

在人体许多部位存在着众多细菌，称为正常菌群，其分布见下表。正常情况下菌群内部以及菌群和人体之间形成相互依赖的关系，相互制约，维持动态平衡。在某些情况下，如长期使用抗菌药物可导致菌群失调而引起感染。正常菌群在人体内可以维持微生态的平衡，参与机体的营养代谢，形成免疫屏障，维持生物拮抗，促进人体生长发育。近年来的研究揭示正常菌群还具有抗癌作用。正常菌群的平衡状态（微生态）被打乱即为菌群失调。造成菌群失调的原因很多，主要是长期大量使用抗菌药物。此外，由于接受各种治疗，如化疗、放疗、激素治疗、免疫抑制剂等造成患者的免疫力进一步低下，使得外部细菌在体内定植并进一步引发感染。

人体部位	细菌名称
皮肤	葡萄球菌、类白喉杆菌、大肠埃希氏菌、铜绿假单胞菌、痤疮丙酸杆菌、非结核分枝杆菌等
外耳道	葡萄球菌、类白喉杆菌、铜绿假单胞菌、非结核分枝杆菌等
眼结膜	葡萄球菌、结膜干燥杆菌、类白喉杆菌等
鼻咽腔	葡萄球菌、链球菌、卡他莫拉菌、流感杆菌、大肠埃希氏菌、铜绿假单胞菌、变形杆菌等
口腔	葡萄球菌、链球菌、卡他莫拉菌、大肠埃希氏菌、类白喉杆菌、乳酸杆菌、梭杆菌、消化链球菌、拟杆菌等

续表

人体部位	细菌名称
舌、颊黏膜	甲型溶血性链球菌、卡他莫拉菌、白色假丝酵母菌、脑膜炎奈瑟菌、变形杆菌等
牙龈、扁桃体窝	梭杆菌、拟杆菌、消化链球菌、放线菌等
结肠	大肠埃希氏菌、铜绿假单胞菌、葡萄球菌、梭杆菌、拟杆菌、消化链球菌、酵母菌、双歧杆菌、肠球菌、产气荚膜杆菌、产气肠杆菌、乳酸杆菌、变形肠杆菌等
会阴部（男）	表皮葡萄球菌、大肠埃希氏菌、拟杆菌、耻垢分枝杆菌、类白喉杆菌等
会阴部（女）	大肠埃希氏菌、葡萄球菌、拟杆菌、梭杆菌、消化链球菌、酵母菌、双歧杆菌、肠球菌、产气荚膜杆菌、产气肠杆菌、假丝酵母菌、乳酸杆菌、变形肠杆菌、类白喉杆菌、梭状芽孢杆菌、棒状杆菌等

菌群失调的分级：一度菌群失调，停用抗菌药物或去除诱因后可以恢复；二度菌群失调，菌种的数量及菌种之间的比例失调，临床出现症状，如腹泻、结肠炎等；三度菌群失调，正常菌群消失，而由优势菌代替，临床出现二重感染，如由艰难梭菌引起的伪膜性肠炎等。

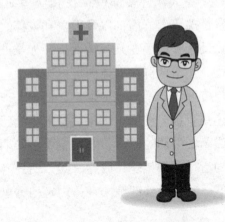

抗菌药物的不合理使用是造成菌群失调的最重要的原因。随着近年来化学消毒药剂的广泛应用，其滥用现象也比较常见，已有不少文章报道细菌对化学消毒药剂产生了耐药性。针对此现象应采取有力的措施加以避免。

二、常见的医院感染及病原微生物

1. 医院感染概况

医院感染是医院管理中的重要组成部分。20 世纪末我国医院感染发生率基本控制在 8% 以内，医院感染发生频率排在前几位的是呼吸系统感染、泌尿系统感染、手术部位感染、胃肠道感染及血流感染。

2. 医院感染发生的方式

依据病原菌的来源，医院感染发生可分为：内源性感染（病原菌来源于患者本身）、外源性感染（病原菌来源于其他患者，未彻底消毒灭菌的医疗器械、药品、制剂以及医院的环境等）、垂直感染（即母婴传播）。

3. 医院感染的传播途径

① 接触传播分为直接接触传播和间隔接触传播。直接接触，即患者直接接触病原体或含病原体的污染物；间隔接触，即通过医疗器械、常见物品、医护人员的手将病原体传播给易感者。

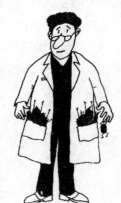

② 空气传播即气溶胶传播。

③ 胃肠道传播即粪口途径传播。

④ 医源性传播指误将污染的血液如血液制品、生物制品、药剂制品等注入易感者体内，或使用未彻底消毒灭菌的医疗器械或器材而将病原体带入易感者体内。

⑤ 生物媒介传播是指通过蚊虫、跳蚤、恙螨、体虱等的叮咬而进行的传播。

4. 医院感染中细菌的特点

虽然近年来医院中的微生物和社区感染微生物的相似之处日渐增多，但仍然有必要了解医院中微生物的特点。

① 医院中存在的细菌对抗菌药物的耐药谱广且耐药率较高。

② 一些引起感染的常见菌逐渐成为医院的常居菌，如在某医院甲氧西林耐药金黄色葡萄球菌（MRSA）在住院患者中的携带率高达 58.2%，在急诊 ICU20% ~ 60% 的患者有 MRSA 定植；亦有报道在某医院 1314 例住院患者中，33% 的患者有 MRSA 定植。所以引起感染的常见菌成为医院的常居菌的趋势不容忽视。

③引起医院感染的细菌和引起院外感染的细菌的区别越来越小。

5. 常见的医院感染

（1）下呼吸道感染

在医院感染中下呼吸道感染（医院肺炎）约占 30%，其中人工气道机械通气引起的医院肺炎占 50% 以上。下呼吸道感染的常见危险因素：长期住院，较长时间的抗菌药物治疗；长时间住院（特别是 ICU），气管插管，手术治疗，长期卧床，器械污染等。此外，患者本身的因素也构成危险因素，如慢性疾病、老龄、营养不良、意识障碍和免疫功能低下等。引起下呼吸道感染的常见菌有金黄色葡萄球菌、肺炎球菌、铜绿假单胞菌、大肠埃希氏菌、肠球菌、克雷伯菌属、变形杆菌、肠杆菌属、流感嗜血杆菌、不动杆菌属、军团菌、奴卡菌、念珠菌和肺炎支原体等。

（2）泌尿道感染

泌尿道感染在医院感染组成中亦占很大比例，一般在 20% ~ 30%，特别是在 ICU 的重症患者。泌尿道感染的易感因素：泌尿道的感染约有 50% 具有导尿或有使用有关尿路诊疗器械的历史，近年来一次性导尿管使用非常频繁，而导尿管留置的时间是导致感染非常重要的因素，医疗器械的消毒、无菌操作技术也至关重要。此外，患者自身的因素［如慢性疾病（特别是糖尿病等）、女性、免疫功能低下］等也是导致感染的重要因素。泌尿道感染的常见菌见下表。

细菌形态	革兰氏阳性菌	革兰氏阴性菌
球菌	金黄色葡萄球菌、凝固酶阴性葡萄球菌（CNS）、肠球菌	厌氧链球菌、淋病奈瑟菌
杆菌	结核分枝杆菌、非结核分枝杆菌	大肠埃希氏菌、伤寒杆菌、副伤寒杆菌、肺炎克雷伯菌、产气肠杆菌、铜绿假单胞菌、变形杆菌、沙雷杆菌、阴道加德纳菌、不动杆菌
其他	假丝酵母菌	

（3）手术切口部位感染

手术切口部位感染在医院感染中占第 3 位。手术切口部位感染的相关因素较多，主要有伤口类型、手术环境、手术持续时间、手术器械污染或手术器械消毒灭菌不彻底。此外，患者自身的健康情况也很重要，如慢性疾病、营养状况、年龄、肥胖等。手术伤口的情况很重，清洁伤口一般感染率在1%～3%，清洁污染伤口感染率在2%～8%，污染伤口感染率在6%～15%，脏或感染的伤口感染率在7%～40%。手术切口部位感染的常见菌有：金黄色葡萄球菌、CNS、肠球菌、大肠埃希氏菌、铜绿假单胞菌、肠杆菌、变形杆菌、肺炎克雷伯菌、不动杆菌、非结核分枝杆菌（偶发分枝杆菌、龟分枝杆菌曾引发多起感染）等。

（4）胃肠道感染

胃肠道感染在医院感染中占10%～20%。胃肠道感染主要表现为感染性腹泻，近年来由于喂乳过程中柯萨奇病毒的污染而导致新生儿感染性腹泻，合并心肌炎，死亡率较高。此外，由于抗菌药物的使用造成肠道菌群失调而导致二重感染亦不少见。胃肠道感染常见的微生物如下：细菌主要有沙门氏菌、志贺菌、致病性大肠埃希氏菌、侵袭性大肠埃希氏菌、产肠毒素大肠埃希氏菌、金黄色葡萄球菌、艰难梭菌等；病毒主要有腺病毒、柯萨奇病毒、轮状病毒等；真菌主要包括念珠菌、隐孢子菌等。

（5）血管导管相关性感染

血管导管相关性感染是指由于使用动、静脉导管以及各种介入性检查和治疗使用的导管而引起的感染，近几年来由于各种导管的广泛使用，血管导管相关性感染的发病率有所增加。常见病原菌中革兰氏阳性菌主要有CNS、金黄色葡萄球菌、肠球菌等，革兰氏阴性菌中主要有大肠埃希氏菌、肺炎克雷伯杆菌、铜绿假单胞杆菌以及肠杆菌属细菌等，真菌中以念珠菌为主。

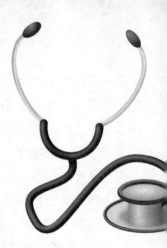

第二章

医院消毒工作概述

第一节　医院消毒工作的内容与要求

一、医院消毒管理内容

应建立医院消毒立体管理思路，形成具体管理操作规程，确定医院消毒具体管理内容。具体包括以下两个方面。

1. 硬件建设

医院各功能用房的建筑布局和装饰应符合消毒隔离要求；各功能区域涉及清洗、消毒和灭菌的设施、装置和药剂配备到位。

2. 软件建设

专业技术培训，对全员实行消毒知识普及培训，对专业岗位人员实行专业知识和技术操作培训，达到持证上岗；所有涉及清洗消毒和灭菌的产品引进和采购必须由相关技术人员把关；各功能区域重点部位对消毒与灭菌技术和方法的选择应当有相关技术管理人员参与；建立各项技术操作流程。

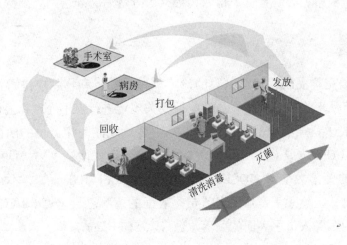

二、医院消毒重点部位

　　根据医院消毒管理的需要和消毒技术特点以及医院消毒管理的专业化，参照医院感染管理重点部门分布，将医院消毒确定为八个专业化重点管理部位：手术室清洗、消毒与灭菌管理；消毒供应中心清洗、消毒与灭菌管理；重症监护病房消毒与洁净管理；器官移植病房消毒与洁净管理；新生儿病房消毒与洁净管理；口腔科清洗、消毒与灭菌管理；内镜室清洗、消毒与灭菌管理；血液净化室消毒隔离管理。

　　这些部位都具有独立消毒与灭菌专门需求和技术特点，对清洗、消毒与灭菌设备、消毒剂和方法都有特殊要求。

三、医院消毒与灭菌要求

1. 灭菌保证水平

　　灭菌处理后单位产品上存在活微生物的概率，医学灭菌设定灭菌保证水平（SAL）为 10^{-6}，即经灭菌处理后在 100 万件物品中最多只允许 1 件物品存在活微生物。因此，凡进入人体无菌组织、器官、脉管系统或有无菌体液从中流过的物品或接触破损皮肤、破损黏膜的物品，如手术器械、穿刺针、腹腔镜、活检钳、心脏导管、植入物等灭菌处理后必须达到灭菌保证水平。

2. 消毒要求

　　凡接触完整皮肤、完整黏膜的诊疗器械、器具和物品应进行消毒；凡直接或间接从事临床操作的人员都应按相关规定进行卫生处理和消毒，且消毒效果要求达到国家规范要求的指标：中度危险性医疗器材的菌落总数 $\leq$ 20CFU/ 件（CFU/g 或 CFU/100cm^2），不得检出致病性微生物；低度危险性医疗器械的菌落数应 $\leq$ 200CFU/ 件（CFU/g 或 CFU/100cm^2），不得检出致病性微生物；卫生手消毒后医务人员手表面的菌落总数应 $\leq$ 10CFU/cm^2；外科手消毒后医务人员手表面的菌落总数应 $\leq$ 5CFU/cm^2。

3. 环境卫生指标要求

环境与物体表面（含地面），一般情况下先清洁再消毒；当受到病人的血液、体液等污染时，先用吸湿材料去除污染物，再清洁与消毒，且消毒效果应达到相关规范规定的要求指标。

四、医院消毒职业防护措施

消毒过程中应注意做好医务人员的自身防护，预防消毒事故的发生和因消毒操作方法不当对人体、环境造成的伤害。应根据不同的消毒与灭菌方法，采取适宜的职业防护措施。

1. 热力消毒、灭菌

操作人员接触高温物品和设备时应使用防烫的棉手套，着长袖工装；排除压力蒸汽灭菌器蒸汽泄漏故障时应进行防护，防止皮肤灼伤。

2. 紫外线消毒

应避免对人体的直接照射，必要时戴防护镜和穿防护服进行保护。

3. 气体化学消毒、灭菌

应预防有毒有害消毒气体对人体的危害，使用环境应通风良好。对环氧乙烷灭菌应严防发生燃烧和爆炸。环氧乙烷、甲醛气体灭菌和臭氧消毒的工作场所，应定期检测空气中的浓度，并达到国家规定的要求。

4. 液体化学消毒、灭菌

应防止人体过敏及其对皮肤、黏膜的损伤。

第二节 医院消毒工作的组织管理

医院应根据其规模的大小、服务范围和内容以及专业化特点和规律设置管理机构和管理体制。各部门的岗位职责与资质如下。

一、回收岗位职责与资质

1. 职责

① 负责按时回收医院各临床科室重复使用的污染物品、器械和器皿，回收时数量准确，不发生丢失和损坏事件。

② 回收污染物品时遵循标准预防要求，不污染医院科室环境。

③ 熟悉各临床科室的专科器械，正确使用回收容器，不损坏器械。

④ 回收时做到过期物品分类放置。

⑤ 接触污染物品时戴手套，接触科室清洁环境和物品时及时脱手套。

⑥ 回收容器及时清洗消毒，保持清洁。

2. 资质

① 接受消毒隔离的基础知识培训，并考核合格。

② 具备正确识别各临床科室回收的物品、器械名称和数量的能力。

③ 能正确选择回收容器和方法。

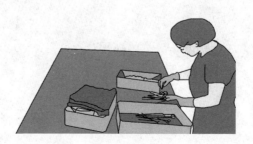

二、接收分类岗位职责与资质

1. 职责

① 负责接收清点已回收的污染物品及器械，发现回收物品的数量与功能异常时应及时与科室沟通或报告组长。

② 具备正确识别各临床科室回收的物品、器械名称和数量的能力。

③ 接收器械应根据清洗方法进行分类放置，对锐器、精细器械放入专用的篮筐或容器。

④ 严格执行个人防护和消毒隔离制度。

⑤ 负责外来器械的清点与登记。

2. 资质

① 接受消毒隔离的基础知识培训，并考核合格。

② 掌握专科器械、手术器械、外来器械等的性能和特点。

③ 掌握医疗废物的分类处理，预防交叉污染。

三、清洗消毒岗位职责与资质

1. 职责

① 评估器械污染种类或程度，并根据情况正确选择清洗工具和方法。

② 正确使用清洗设施与设备，包括高压水枪、超声清洗机；对器械清洗质量达到合格标准负责。

③ 使用清洗消毒机时，正确装载，准确记录清洗运行参数。

④ 评估器械清洗质量，定期检查工作流程执行效果，不断提高清洗质量。

⑤ 严格执行个人防护和消毒隔离制度。

⑥ 正确配制清洗液、消毒液、除锈剂、润滑剂，掌握有效浓度、浸泡时间及影响因素。

2.资质

①接受过各类清洗方法的培训，并考核合格。

②能正确掌握清洗设备的操作维护等技能。

③具备判断设备故障的能力。

④能掌握专科器械、手术器械、外来器械等的性能和特点。

⑤具有评价器械清洁合格的能力。

⑥接受过各类消毒方法的培训，并考核合格。

四、清洗质检岗位职责与资质

1.职责

①评估器械清洗质量，检查器械清洗消毒后存在的问题，提出改进措施。

②掌握各种清洗质量检测方法，掌握各种物品清洗合格标准。

③掌握清洗消毒机的使用原理、清洗运行参数，正确装载，评估清洗消毒机的运行状态。

④检查器械清洗质量，及时与污染区清洗消毒岗位沟通，不断提高清洗质量。

⑤重点检查专科器械、精密手术器械、外来器械等关键部位清洗质量。

2.资质

① 具有去污区与清洁物品包装区的工作经验，对清洗质量负责。

② 能正确掌握清洗设备的操作维护等技能。

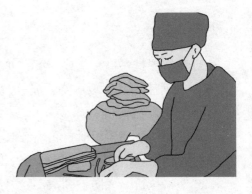

③ 能掌握专科器械、手术器械、精密器械、外来器械等的性能和特点。

④ 熟练掌握各类清洗、消毒方法，具有指导他人的能力。

⑤ 具有评价器械清洗合格的能力；有较强的责任心和良好的沟通能力，

及时纠正工作过程的偏差。

五、检查组装岗位职责与资质

1. 职责

① 负责对各类器械功能进行检查核对，确保每件器械的功能达到标准。

② 手术包内器械数量准确，摆放顺序符合灭菌和临床使用要求。

③ 严格执行各类器械包装操作规程，每件灭菌包的密封和闭合达到标准。

④ 每个灭菌包的包内化学指示卡、包外指示物及包外标识准确，符合要求。

⑤ 保持包装材料符合质量要求，维持包装过程环境清洁，器械不被污染。

⑥ 及时评价包装质量，对包装过程的质量进行控制和不断改进。

2. 资质

① 接受各类器械、手术包的包装方法的培训，并考核合格。

② 熟练掌握各类器械的功能与注意事项。

③ 掌握不同包装材料的包装方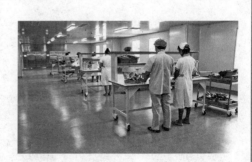
法及注意事项。

④ 掌握热封机的操作和性能验
证方法。

⑤ 具有评估包装质量的能力，
并不断提出改进的方法。

六、敷料包装岗位职责与资质

1. 职责

① 负责对各类敷料进行检查核对，确保敷料清洗质量达到标准。

② 敷料包内各种规格敷料数量准确，摆放顺序符合灭菌和临床使用要求。

③ 严格执行各类敷料包装操作规程，每件灭菌包的密封和闭合达到标准。

④ 每个灭菌包的包内化学指示卡、包外指示物及包外标识准确，符合要求。

⑤ 保持包装材料符合质量要求，布类包布严禁缝补，维持包装过程环境清洁，敷料不被污染。

⑥ 及时评价包装质量，对包装过程的质量进行控制和不断改进。

2. 资质

① 接受各类敷料包装方法的培训，并考核合格。

② 掌握各种敷料的规格与使用注意事项。

③ 掌握不同包装材料的包装方法及注意事项。

④ 具有评估包装质量的能力，并不断提出改进的方法。

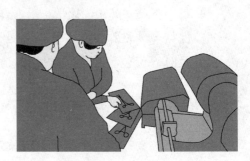

七、包装复核岗位职责与资质

1. 职责

① 负责对器械包装前质量的复核工作，并对其包装质量负责。

② 熟练掌握每个器械的功能及注意事项。

③ 负责指导其他工作人员正确执行包装规程，特别是对复杂手术器械、腔镜和外来器械等正确包装。

④ 对包装过程中出现的质量偏差及时纠正。

2. 资质

① 具有包装岗位的工作经验，并对其包装相关的知识和技能熟练掌握。

② 能熟练掌握手术器械的性能，并具有指导他人的能力。

③ 有较强的责任心和良好的沟通能力，及时纠正工作过程的偏差。

八、灭菌员职责与资质

1. 职责

① 负责安全操作各类灭菌器，执行正确的操作规程，保证灭菌器的正常运行。

② 落实每天灭菌器工作前准备工作达到要求，包括水、电和蒸汽等各项技术参数符合灭菌工作要求。

③ 正确执行操作灭菌器的操作规程，能判断灭菌器常见的故障和日常维护。

④ 做好灭菌器运作过程的物理监测，并做好记录。

⑤ 正确装载和卸载灭菌物品，并评估灭菌效果，不合格物品不得发放，并报告护士长。

⑥ 预防非安全事件的发生，发生突发事件时正确执行紧急预案，确保安全。

2. 资质

① 接受医院感染基础知识和培训，并考核合格。

② 具备市级以上的压力容器上岗证，能安全操作压力容器。

③ 接受本岗位相关知识与技能操作的培训，并考核合格。

④ 具有判断灭菌器及相关配件故障的能力。

⑤ 具有能判断灭菌物品是否合格的能力，对不合格的灭菌物品有权停止发放，并报告和记录。

九、发放人员职责与资质

1. 职责

① 负责对进入无菌物品存放区的灭菌物品进行质量确认，合格后方可放入。

② 保持无菌物品存放环境清洁，物品放置有序。

③ 无菌物品分类放置，标识清楚，物品数量准确无误。

④ 根据科室需要及时安排物品发放，发放物品的记录具有可追溯性。

⑤ 接触无菌物品前洗手，保持手卫生。

2. 资质

① 具有较好的医院感染相关知识的基础和良好的消毒隔离知识。

② 具有较强的责任心，在发放物品前做到严格查对。

③ 熟悉无菌物品存放的基本条件，并具有维持工作区域的清洁、温度和湿度的能力。

十、下送人员职责与资质

1. 职责

① 按时将各科室的无菌物品安全送达，确保运送过程不污染。

② 送达各科室的物品数量和种类准确无误、及时。

③ 下送容器及时清洁，保持干燥。

2. 资质

① 接受运送无菌物品相关知识和方法的培训，并考核合格。

② 能正确识别各科室无菌物品

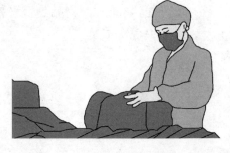

的种类和需要特点。

　　③ 具备无菌观念，保持接触无菌物品的手清洁。

　　④ 掌握下送车的清洁方法。

十一、耗材管理人员职责与资质

1. 职责

　　① 负责对常用耗材及一次性无菌物品的质量管理。

　　② 建立仓库进出账目，数量清晰。

　　③ 负责对入货质量进行检查，包括监测材料、包装标准、一次性无菌物品、器械等物品。

　　④ 定期进行物品盘点，月结月清，做好成本核算，降低运行成本。

　　⑤ 对常用的耗材质量进行评估，并根据质量提出建议。

　　⑥ 能合理制定物品采购数量，做到合理库存。

2. 资质

　　① 接受过物品管理相关知识的培训。

　　② 熟悉常用物品的周转和使用。

　　③ 掌握成本核算的相关知识和技能，定期对成本进行核算，并提出合理建议。

十二、质量检查岗位职责与资质

1. 职责

　　① 对工作过程全部质量负责，有责任帮助、指导和督促工作人员岗位工作质量达到预期的目标。

② 严格落实医院感染预防与控制各项工作制度和措施，包括正确执行标准预防技术。

③ 落实对重要设备技术参数确认等质量控制，如对清洗机、封口机、灭菌器等技术参数、运行参数的复核把关。

④ 协助组织和制定各区的工作流程、指引和技术操作规范，细化管理，根据标准对各项指标进行质量统计和分析。

⑤ 建立持续的岗位教育培训机制。

⑥ 协助制定各岗位的工作职责，合理安排岗位。

⑦ 做好工作质量评价标准的检测工作。

2. 资质

① 具有扎实的消毒供应专业理论基础和专业技能，并具有指导、培训和教育他人的能力。

② 具有制定各工作区域工作流程和质量标准的能力，并能指导和组织员工实施落实。

③ 工作责任心强，认真检查落实工作标准与岗位责任，达到各环节工作目标与质量要求，协助护士长和其他小组共同推动质量持续改进。

第三节 医院消毒工作的管理制度

一、建立规章制度的原则

1. 权威性原则

遵循国家相关法律、法规《医疗机构管理办法》《护士条例》《消毒管理办法》《医院感染管理办法》和医院管理相关制度，符合医院感染预防和控制的原则，根据医院无菌物品重复使用的生产特点，制定本单位规章制度，达到预防和控制无菌物品质量，保证医疗安全的目标。

2. 科学性原则

医院消毒工作的规章制度要符合消毒质量标准，遵循我国 WS 310 卫生行业标准，制定本单位规章制度，并细化为工作岗位的操作规程。

3. 实用性原则

规章制度能保障实行集中管理的工作模式。对所有需要消毒或灭菌后重复使用的诊疗器械、器具和物品由供应中心回收，集中清洗、消毒、灭菌和供应，并对其实行方法有完善的工作质量标准和流程指引。

4. 指导性原则

符合消毒岗位工作的需要，有利于工作人员执行，并对其工作质量有指导和约束的作用。规章制度应根据实行的效果定期进行补充和修订，不断地提升质量标准。

二、规章制度的作用

1. 规范工作行为

规章制度是长期的工作实践经验总结，是将日常的工作、每项技术和个人的工作方法加以条理化、系统化和制度化，通过用规章制度约束和规范工作行为，成为大家共同遵循的工作准则；并以此作为工作质量标准，做到有章可循，评价有依据，保证工作质量的同一性和稳定性。

2. 质量评价作用

完善的质量管理、工作质量标准等规章制度是工作过程和终末质量的衡量标准。对工作过程和效果进行定期考核和评价，及时发现问题，及时纠正，并不断地完善工作制度。

3. 专业团队作用

良好的规章制度能有效地整合专业资源，通过制度告诉每个工作人员是谁做、如何做，以及哪些事不该做等，使分工明确并建立良好的协作关系。

4. 质量持续改进

良好的规章制度对实践效果进行科学的评价，收集数据，反馈信息，在科学循证的基础上不断提出改进措施，促进整个工作流程和管理系统的完善。质量管理的最终目的是推动质量持续改进，不断地提升质量标准。

三、医院消毒工作管理制度

（一）消毒隔离管理制度

消毒隔离管理制度是医院感染预防和控制最重要的环节。各工作区域的消毒隔离措施具有不同的要求。管理制度是为了保证医院感染预防措施能落实到位，达到无菌物品安全的目的，分为去污区、检查包装及灭菌区、无菌物品存放区等消毒隔离管理制度。

1. 去污区消毒隔离管理要求

① 组长负责落实各项消毒隔离措施。建立和落实工作区域的物表、环境的清洁消毒制度，重点控制污染源的传播。

② 制定人员进出缓冲间的指引，落实管理制度。工作人员进入时应着防护服、手套、工作帽和专用鞋。离开去污区时要脱防护服、更换鞋和洗手。

③ 接收分类时对朊毒体、气性坏疽及突发原因不明的传染病原体污染的器械单独处理。严格遵循 WS 310.2 标准及卫生行政部门的相关要求。

④ 工作时落实标准预防，防止职业暴露。禁止裸手接触器械，建立使用特殊清洗设施的防护指引，如高压水枪、高压气枪、超声清洗等。医疗废物按照《医院废物管理办法》中有关规定执行。

⑤ 工作区域的物表保持及时清洁消毒。如器械接收台、清洗池、清洗机械设备。地面保持清洁干燥。

⑥ 回收工具每次使用后清洗、消毒，干燥备用。卫生清洁工具专区专用，可设置独立的洁具间或洗车间。

2. 检查包装及灭菌区消毒隔离管理要求

① 组长负责落实各项消毒隔离措施。重点提高工作区域的物表、环境的清洁度，控制非工作人员进出。减少清洁器械及物品再次污染的概率。

② 人员进出缓冲间要做到污洁分明，专用工作服、鞋分区放置，进入工作区前要洗手。

③ 器械组合包装操作前，对器械包装台进行清洁，未达到清洁标准的物品不得放置或接触待包装物品。

④ 工作人员进行器械组装之前要洗手，必要时戴清洁手套。

⑤ 敷料及布巾类在密闭的敷料间放置、检查和包装。

⑥ 带有外包装的物品不得直接进入器械包装间。工作区域内物品放置整齐、简单，避免产生灰尘和真菌，每日检查室间温湿度符合 WS 310.1 的标准。

⑦ 每天工作结束后进行环境卫生清洁，清除灰尘和絮状纤维等。

3. 无菌物品存放区消毒隔离管理要求

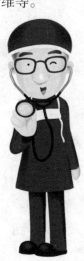

① 发放员负责落实本区域消毒隔离制度，保证无菌物品存放安全，不受到污染。

② 工作人员进入工作区域要洗手，接触无菌物品容器及手必须清洁、干燥。运送时应保持密闭性。

③ 无菌物品收发区每天做好环境卫生，保持清洁无尘。温、湿度符合 WS 310.1 的标准。

④ 放置无菌物品的货架定期擦拭，干燥后方可放置无菌物品。

⑤ 灭菌合格物品应有明显的灭菌标志和日期，分类摆放，在有效期内使用。一次性无菌医疗用品，拆除外包装后方可移入无菌物品存放区。

（二）质量管理制度

质量管理制度是无菌物品质量安全的核心。质量管理包括质量组织管理、质量管理方法、质量管理控制和质量持续改进。

1. 建立质量管理专业小组

由中心主任或护士长、质管员及各区组长组成。定期召开质量管理会议。

2. 由质量管理专业小组负责

组织制定各工作区域技术操作质量标准及考核体系。

3. 岗位工作人员应对各自工作质量承担责任

清楚知道质量标准和要求，对自己工作质量未达到标准的原因进行分析，并提出改进建议。

4. 组长每日应对本区的工作质量随时检查

对员工进行监督及指导，对存在的问题及时纠正并记录，根据出现的问题，应重新审视工作制度、岗位培训等是否符合岗位需要。问题、改进措施和效果应及时记录，并定期进行总结与分析。记录的内容包括时间、发生问题经过、相关人员、原因分析、改进措施及效果等。

5. 中心主任或护士长做好过程质量控制

对各组的工作质量及时予以指导和帮助。参照科室各区域工作质量标准进行质量检查。对发生质量不达标的事件及时组织相关人员针对存在的问题进行分析、讨论，提出改进措施并评价实施效果。

6. 各区要完善各项工作的质量标准，建立各区域的工作质量控制重点

① 去污区的质量管理目标是不断提高器械清洗质量，特别是手术器械、腔镜器械、骨科器械和外来器械等，对结构复杂、清洁要求高的器械应由经过培训的人员操作。科室要制定详细的工作操作手册、清洁效果评价标准等。

② 组合检查包装区的质量重点在于灭菌物品及器械数量、功能、清洁度、包内器械摆放方法符合质量标准。建立每项灭菌包的包装质量标准、操作方法，以及各种器械识别和功能测定等相关的操作规程。

③ 灭菌过程质量管理。建立灭菌员的岗位职责制。有完善的灭菌前准备、灭菌物品装载、灭菌过程物理监测、灭菌物品卸载及化学与生物监测操作规程。灭菌员在灭菌器工作过程中不得离岗，及时发现灭菌过程出现的异常。

④ 建立双人复核制度。关键岗位和关键环节由组长或具有资质的专业人员进行复核。如进入包装区内器械清洁度初检、手术器械包装前检查复核、无菌物品发放前的复核等。

7. 做好终末质量及质量反馈

根据各工作区域质量控制重点，对工作存在问题及每月检查召开质量分析研讨会，质量改进的效果可作为考核护士长、质管员、组长及员工的依据，也是自查自纠过程，体现质量持续改进。

8. 质量追溯管理制度

质量追溯是对影响其清洗、消毒、灭菌结果的关键要素进行记录，保存备查，便于查找和追寻相关的原因和责任，达到工作质量的持续改进。

1）对每个环节质量控制结果的逆行性的认证或追查。在每一个质量控制环节建立规范的工作流程，记录和保存历史工作状态和质量监测的客观证据。通过对这些记录和客观证据的目查，反映每一个质量控制环节的责任人是否遵循了规范的操作流程且达到了质量控制的指标。

2）做好物品的回收、清点，科室数量、种类、时间及回收人员等相关信息记录清楚。

3）组合包装人员、复核人员对包装质量确认相关记录，可通过器械清单、标识等进行查询。

4）灭菌过程的物理监测、化学及生物监测等信息资料，建立每炉号、炉次的记录，确认结果，责任人及复核者签名。

5）清洗、消毒、灭菌操作的过程及清洗、消毒、灭菌的质量均应记录存档，存储发放各个环节都有记录。记录要具有可追溯性，清洗、消毒监测资料和记录的保存期为6个月以上，灭菌质量监测资料和记录的保留期为3年以上。

6）建立清洗消毒的日常监测和定期监测制度。清洗消毒灭菌设备的运行状况留存设备打印记录，包括每次运行参数及信息（包括日期、锅号、锅次、装载的主要物品、程序号、数量、操作员签名等）与清洗消毒灭菌质量的监测结果。

7）建立持续质量改进制度及措施，发现问题及时处理。物理监测不合格的灭菌物品不得发放，并应分析原因进行改进，直至监测结果符合要求；包外化学监测不合格的灭菌物品不得发放，包内化学监测不合格的灭菌物品不得使用，并应分析原因进行改进，直至监测结果符合要求。

8）完善的召回制度。生物监测不合格时应尽快通知使用部门停止使用，并召回上次生物监测合格以来所有尚未使用的灭菌物品，重新处理；并应分析不合格的原因，改进后生物监测连续3次合格后方能使用。

① 将上次生物监测合格以后的灭菌包全部收回并重新处理。

② 检查灭菌过程各个环节（灭菌器、装载情况和包装技术等），找出灭菌失败的可能原因。

③ 重新复核生物监测结果。灭菌器腔内重新布3～5个点测试灭菌器的工作状态。

④ 在该灭菌器未通过生物监测之前该灭菌器不得使用。

⑤ 最后必须考虑生物指示剂本身是否符合质量要求。

⑥ 一次性使用无菌物品，在临床使用过程中发现有质量问题应立即通知各科室停止对该批号物品的使用，同时通知相关主管部门和医院感染办公室协同进行处理。

（三）设备管理

设备种类包括清洗消毒机、干燥柜、超声清洗机、医用热封机、各种灭菌器。

1. 制订切实可行的年度购置计划

科室应根据工作、任务的要求，结合本科室现状及发展做出切合实际的仪器设备装备规划，并依照规划的要求，本着适用、经济、先进、可持续发展的原则，制订切实可行的年度购置计划。

2. 建立医院设备请购制度

医院根据工作需要，充分论证后提出书面申请。消毒灭菌设备购入前应由医院感染办公室和设备部门对相关设备进行论证及审证，设备生产厂家及销售公司应符合卫生行政部门颁发的相关规定。

3. 建立设备安装验收管理制度

如压力蒸汽灭菌器安装验收应获得工艺和文件证据，表明设备供货及安装符合规范要求（IQ）；医院记录文件，表明按照操作程序使用的时候，所安装的设备工作在预先设定的限制范围内（OQ）。设备使用过程中定期对设备性能进行确认，模拟实际装载方式和量，确认在这种特定条件下是否能达到灭菌的效果。

清洗消毒机、医用热封机、干燥柜均应定期进行技术参数确认或性能验证。

4. 医院要建立规范的设备管理制度

合理配置设备，提高设备使用率，降低故障发生，延长使用周期。仪器设备管理制度包括设备的购置验收、运行维护和报废等制度。

5. 建立设备安全操作规程

压力蒸汽灭菌器、低温灭菌器等大型设备，对其用水、电、蒸汽的压力及技术参数应达到要求，环氧乙烷化学消毒剂妥善存放，设备操作均应严格遵循厂家操作及维护说明书的要求，发现异常应及时报告及处理。

6. 定期记录故障及维修情况

定期对干燥柜、超声清洗机、医用热封机、清洗消毒机等设备的技术参数进行质量检查或复核，观察使用效果，定期进行效能检查。医院设备部门应定期对大型设备进行维护及检修，对报告设备异常、计量检测不合格等，应及时维修到位，记录故障及维修情况。

7. 做好操作人员培训

建立培训制度，包括对各种设备操作规程及日常维护手册使用。大型重要设备的操作要做好岗前培训。灭菌员必须经过市级以上的质监部门举办的压力容器培训，合格后方可上岗。

（四）器械管理

医院的器械管理主要是指临床常用的诊疗器械。其特点是数量大、涉及科室多、低值易耗及使用率高等。

1. 设专人管理

建立器械进出数据库，掌握器械使用的基本情况，建立各科室器械的基数与周转数，合理库存，库存的数量与周转数定期盘点，做到账物相符。负责器械申领和报废工作。

2. 建立器械发放使用的管理

管理人员要根据器械周转需要进行补充发放，对器械的折旧和消耗定期进行分析，控制器械合理使用范围。

3. 完善器械维护制度

根据不同器械的维护特点，采用正确维护方法，如正确地润滑器械、保持器械功能完整性、减少生锈腐蚀等。由专业人员进行培训，建立操作规程或图示，正确拆卸、维护保养和组装。延长器械使用寿命，降低医院器械的购置成本。

4. 器械放置有序，容器符合要求

使用后器械应放置在正确的容器内避免碰撞，及时回收处理。每日对科室使用的器械进行清点核实，发现数目不相符时应及时查找原因。

5. 规范器械申领、日常维护和报废制度

对不符合质量要求的器械予以报废。应建立各种器械不合格的质量标准，并报医院感染办公室，确保不合格的器械不能发到临床科室。

（五）外来器械医院管理制度

① 医院建立外来器械规范管理制度，外来器械的准入应进行质量审核工作，确保手术安全。医院对所有外来器械公司进行备案，其公司或厂家的资质等应符合卫生部及国家相关管理规定，由设备管理、医疗管理、护理管理、医院感染、手术室及供应中心等人员组成质量审核小组，定期评价外来器械管理制度实施效果。

② 经医院审核准入的外来器械公司，由医院相关职能管理部门提供器械公司名单，通知供应中心和手术室。

③ 所有外来器械和植入型器械均由医院供应中心集中回收、交接、清点、清洗消毒、包装、灭菌及供应。器械供应公司应提供每套及每类器械的数量、清洗、包装的文字及图示指引，并对特殊器械提供相应的灭菌方法与参数，并承担培训指导的责任。使用后的外来器械进行清点，清洗消毒或灭菌后方可带离医院。确保外来医疗器械及植入物的灭菌效果，预防医院感染的发生。

④ 灭菌后植入器械，应确认生物监测结果合格后方可放行。对紧急放行程序执行 WS 310.3 相关标准。

（六）耗材管理制度

医院消毒工作的耗材是指医用清洁剂、包装材料、清洁敷料、润滑剂、消毒剂、监测材料等。

1. 医院耗材管理制度

应由医院采购领导小组组织论证和审核。首次购入和更换耗材种类、生产厂家等，依据国家《医疗器械监督管理条例》等相关管理法律法规，进一步规范医用耗材的采供、使用及管理。

2. 合理确定耗材库存数量与品种

明确各类耗材库存最高量和最低出库量，保证在有效期内使用和满足临床科室需要。

3. 落实对常用耗材入库发放的质量管理

建立各类耗材的质量标准和工作指引，发放记录登记。使用的耗材出现问题时要进行初步评估，怀疑产品质量有问题时应及时向医院相关职能部门报告，并联系生产厂家确认原因和评估产生的危险。

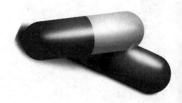

第三章
医院消毒相关技术

第一节 清洗

一、器械清洗

清洗，是指去除医疗器械、器具和物品上污物的全过程，包括冲洗、洗涤、漂洗和终末漂洗。

1. 冲洗

以水为介质，形成流动水，去除器械、器具和物品上的污染物，达到能进一步处理的程度。

2. 洗涤

以含有化学清洗剂的水为介质，通过水的溶解清洗能力、清洁剂的乳化和皂化等作用，去除器械、器具和物品上的有机类污染物等。

3. 漂洗

以水为介质，通过水的溶解清洗能力，去除器械、器具和物品上的污染物和化学残留物，达到清洗质量要求。

4. 终末漂洗

用纯水或蒸馏水为介质，进行流动水冲洗。避免自来水中含有的金属离子等化学物质对器械表面造成腐蚀、变色等问题。终末漂洗能够进一步提高清洗质量，终末漂洗器械、器具和物品进行最终的清洗步骤。在精密器械处理中为必须步骤。

① 根据器械材质和精密程度选择有效的清洗方法。耐水洗、湿热材料的器械首选机械清洗方法。不耐水浸泡、湿热材料精密、复杂器械采用手工清洗方法；污染较重的器械应进行预处理清洗后再做常规清洗；精密器械的

清洗应遵循生产厂家提供的使用说明或指导手册。

②根据 WS 310.2—2016 诊疗器械、器具和物品处理基本原则，器械去污程序为先清洗，再进行消毒。避免经化学消毒或湿热消毒后产生蛋白质凝固，增加清洗的难度。

③根据 WS 310.2—2016 第 5.6.1 规定，器械经过清洗后必须符合清洗质量标准，即器械表面及其关节、齿牙处应光洁，无血渍、污渍、水垢等残留物质和锈斑；功能完好，无损毁。

④应制定完善的常规器械、精密贵重器械清洗操作规程；手工清洗和机械清洗程序应包括冲洗、洗涤、漂洗、终末漂洗；清洗操作方法及注意事项应符合 WS 310.2—2016 的要求。

⑤清洗操作人员个人防护符合 WS 310.2—2016 的要求。

⑥清洗操作的人员必须经上岗前培训。精密、贵重器械清洗的操作人员应经过专项技能培训。

⑦根据医院规模、任务及工作量，合理配置清洗消毒设备、水处理设备及配套设施。加强设备的日常维护和保养，确保清洗效果。

⑧开展日常和定期的清洗质量检测工作，清洗质量问题应记录并满足质量追溯和持续改进管理要求。

二、清洗设备、设施

遵循 WS 310.1—2016 规定，消毒供应中心应根据 CSSD 的规模、任务及工作量，合理配置清洗消毒设备及配套设施。设备、设施，包括手工清洗池、压力水枪、压力气枪、超声清洗等机械清洗消毒设备、干燥设备及相应清洗用具，如器械分类操作台、转运车、器械清洗篮筐、清洗架等，清洗剂、刷子，标识等，电脑记录系统等。应有冷热自来水、软水、纯化水或蒸馏水供应。

1. 清洗设备及使用

（1）清洗水槽

由不锈钢材质制成，用于手工清洗操作，为双水槽，宜进行器械浸泡和冲洗的清洗操作。

（2）压力水枪

用于手工清洗管腔器械。压力水枪一端接水源管道，另一端通过压力水枪喷头连接于管腔器械上。压力水枪喷头可增强水流压力，利于清除管腔器械内腔壁上附着的污渍。使用时应选择与管腔器械内径适宜的喷水接头，保证腔内的水流压力。

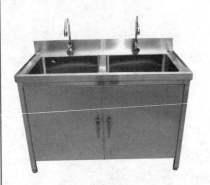
手工清洗水槽

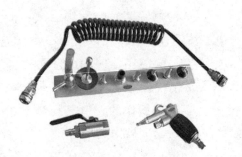
压力水枪、压力气枪

（3）压力气枪

用于手工清洗管腔器械的处理。压力气枪一端接于压缩空气管道，管道气源压力 0.45 ~ 0.95MPa，压力气枪工作压力 0.1 ~ 0.3MPa。另一端通过压力气枪喷头连接于管腔器械上，在压力的气流作用下，清除管腔壁脱落的污染物或水。使用时应选择与管腔器械内径适宜的接头，保证腔内的气流压力。

（4）器械刷

有多种规格和型号，主要用于手工清洗操作。

（5）冲眼器

职业防护必备的设施，用于操作人员眼部受到污染后进行冲洗处理。

（6）超声波清洗机

超声波清洗机分为台式和落地式，设备

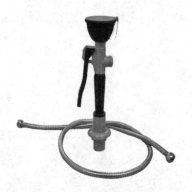
洗眼器

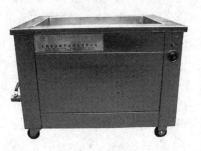
超声波清洗机

功能有所不同，有的只具有单一的洗涤功能，多为单槽台式机。有的具有洗涤、漂洗、消毒功能，为单槽或双槽。由于这类设备需要人工完成漂洗、消毒的程序转换，因此又常称这类设备为半自动化设备。

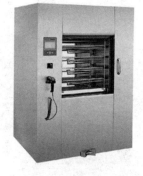

（7）喷淋式清洗消毒器

多为自动化程度较高的设备，可完成器械全部的去污处理，包括冲洗、洗涤、漂洗、终末漂洗、消毒、干燥，并可预设自动添加清洁剂程序和多种清洗程序。

喷淋式清洗消毒器

（8）喷淋、超声波式清洗消毒器

1）主要构造　清洗消毒器具有喷淋清洗和超声清洗的功能。此类设备可分为单舱式和多舱式。

2）使用范围　主要适用于常规器械、精密器械、形状复杂器械、管腔器械以及深孔、盲孔、凹凸槽器械、器具和物品的清洗。

3）主要原理　具有多频超声清洗功能的设备，可完成 45kHz、80kHz、100kHz 三频率自动转换的清洗，减少超声波的盲角和死角，利于器械得到全方位的清洗。

4）定期维护　根据产品厂商指导，参照超声波清洗机和清洗消毒器维护要求定期维护。每年进行设备效能的测试并记录。

2. 制水设备

1）主要构造　水处理设备、储水槽等。

2）使用范围　主要用于清洗用水（软水、纯化水）制作。制水量与设备功能有关，应根据手工清洗用水量、机械清洗用水量选择。蒸馏水是经过蒸馏器将煮沸的水蒸气经过冷凝器冷凝后制成的水，可作为终末漂洗用水。由于制作过程用水量较大，耗水成本高，不适宜消毒供应中心作为制水设备使用。

3）设备使用注意事项

① 每天启用制水设备时，查看并记录水质指标，包括电导率、pH 值。

② 新树脂在使用前应由厂家进行预处理，将新树脂用自来水（40℃）浸泡，使其充分溶胀，并清洗为无色透明状，去除杂质，将水沥干。进行树脂的酸碱转化阳树脂 pH 3 ~ 5，阴树脂 pH 8 ~ 9。

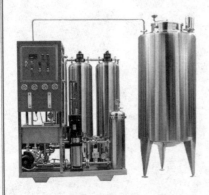

水处理设备、储水槽

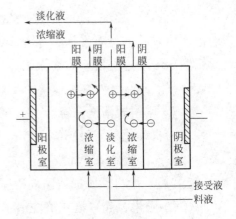

电渗透原理

③ 制水设备在安装后应对制水系统、输水系统以及再生制剂等进行检查。设置所有阀门的标识；检查所有仪表，压力表、流量表、电导仪测试值显示情况等；检查和试运转合格才能使用。

④ 制水设备的安装地点应有可靠的防冻措施。

⑤ 按照设备说明书进行定期的再生处理，如定时加盐等。

⑥ 按照设备说明书定期维护保养。

三、清洗方法

诊疗器械、器具及物品的清洗方法包括手工清洗方法和机械清洗方法。两类清洗方法适用范围不同，一般是根据器械不同材质、不同污染程度选择清洗方法。手工清洗方法是通过水流冲洗、刷子刷洗、擦洗和压力水枪等方式清洗去污的。机械清洗方法是通过机械作用产生有一定压力的水流，或者利用超声波产生的空化作用等进行清洗的。

手工清洗方法适用于器械的清洗预处理，能够针对性地去除器械上湿性、干性的血渍和污渍、锈迹、水垢、化学药剂残留、医用胶残留等。该法主要用于不能采用机械清洗方法的精密器械清洗，如一些软式窥镜、电源类等器械；还用于运送车、运转箱、清洗篮筐、托盘等物品用具的清洗。

机械清洗是指利用清洗设备完成清洗去污的方法。机械清洗具有自动化、程序化、标准化和清洗效率高等优点，是医疗器械、器具和用品清洗采用的首选方法。机械清洗适用于耐高温、湿热材质的器械清洗。受设备本身自动化程度和功能影响，使用不同类型的清洗设备操作方式和程序有较大区别，自动化程度高的设备完成预清洗、洗涤、漂洗、终末漂洗、消毒、干燥等处理时，完全是自动化（全自动）的一键式操作，不再需要人工辅助操作。而一些自动化程度较低（半自动）的设备则需要人工辅助操作。

（一）手工清洗及操作

1. 基本方法

（1）冲洗操作方法

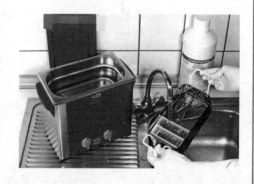

使用水（自来水、软水、纯化水或蒸馏水）冲洗器械和物品（包括使用压力水枪增强水的冲洗压力或使用压力气枪进行气体冲刷）。冲洗操作的方法一般用于洗涤前初步去污步骤或去除化学清洗剂的漂洗；用压力水枪、气枪进行管腔冲洗操作。

（2）浸泡操作方法

将污染器械浸泡在水中或含有清洁剂液体中，使黏附在器械上的干固污渍软化、分解。浸泡时器械要完全浸没在水下；管腔器械从一端缓慢放入液体，使腔内充满清洗剂；器械上的阀门应打开。

（3）擦拭操作方法

使用软巾浸于清洁剂液体内进行器械擦洗，或使用蘸有清洁剂的软布直接擦拭。操作时擦拭清洗的力度应柔和，使用的擦布宜采用低棉絮材质，避免毛絮脱落。擦拭法一般用于表面光滑器械，以及不能浸于水中清洗的不耐湿材质的器械、带电源类器械的清洗。擦拭清洗时应在水面下进行，防止产生气溶胶；不能浸于水中清洗的器械，可用蘸有清洁剂的软布直接擦拭去污，应使用具有活性、无蛋白质黏附能力的清洁剂，例如酶等清洁剂。

（4）刷洗操作方法

是使用专业清洁刷刷洗器械的方法。器械刷洗部位主要包括器械关节、齿缝；刷子的刷洗方向要与器械齿端纹路一致，避免产生清洗死角；选用适宜的刷子型号，确保刷子可以深入到空隙、管腔内；刷洗手术吸引头、各类穿刺针等管腔器械时，可交替使用压力水枪和压力气枪进行管腔内的清洗。

2. 清洗程序及操作

（1）操作前准备

① 人员准备。操作人员个人防护符合 WS 310.2—2016 附录 A 要求。

② 环境准备。在消毒供应中心去污区，环境整洁、光线充足。

③ 物品准备。操作台、转运车、器械清洗篮筐、清洗架等，清洗剂、刷子、标识等物品，电脑记录系统处于备用状态。

（2）操作步骤

① 操作前评估污染分类，可遵循制定清洗技术操作规程选择清洗方法和操作程序，确认是否可水洗。

② 第一步冲洗。污染器械、器具和物品置于流动水下冲洗，初步去除污染物。手工清洗时水温宜为 15 ~ 30℃。

③ 第二步洗涤。冲洗后，使用酶清洁剂或其他清洁剂浸泡，然后用刷子刷洗或用擦布擦洗。清洗动作柔和，不应使用钢丝球类用具和去污粉等用品，避免器械磨损。去除干固的污渍可先用酶清洁剂浸泡，再刷洗或擦洗。

④ 第三步漂洗。洗涤后，再用流动水冲洗或刷洗，清除脱落的污渍和清洁剂。

⑤ 第四步终末漂洗。用流动水冲洗，根据器械材质需要选择清洗用水，如动力器械、光学材质部件使用软水或纯化水（或蒸馏水）冲洗，以提高器械清洗的质量。

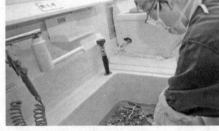

（3）注意事项

① 结构复杂的器械应拆卸后清洗。

② 手工清洗后的器械应放置在专用的托盘、车等清洁处，与污染器械分开放置，并及时传入清洁区，避免清洗、消毒后的二次污染。

③ 清洗池、清洗用具等应每天清洁与消毒。

（4）表格使用

根据追溯管理需要，手工清洗精密、贵重器械及外来器械等应记录。记录清洗器械名称或编号、数量、清洗方法、消毒方法、操作人员等信息，符合 WS 310.3—2016 第 5 条款质量控制过程的记录与可追溯要求。采用手工清洗方法进行预处理的器械不需要记录和追溯。

（二）超声波清洗及操作

1. 基本方法

① 遵循生产厂家提供的使用说明和技术操作规程。

② 不要将部件或容器直接放在清洗水箱的底部，否则将损坏超声波发生器并导致保修失效。

③ 使用以水为主的清洗液，不要使用酒精、汽油或者其他可燃性的溶液，否则将致火灾、爆炸。不要采用含有氯的清洗液，防止清洗机的损坏并导致保修失效。

④ 不要在无水情况下操作清洗机。清洗用水加热或进行超声清洗时，不要让溶液下降到操作线 3/8 以下，否则将导致超声波发生器或加热器损坏并导致保修失效。

⑤ 当清洗机运转时，不要将手伸入水箱，否则会导致不舒适或皮肤刺激。待运行停止时才可用手工方式取出清洗器械。

⑥ 超声清洗时间宜 3 ~ 5min，也可根据器械污染情况适当延长清洗时间，不宜超过 10min。

⑦ 具有超声清洗功能的全自动清洗消毒器，操作简便，可自动完成冲洗、洗涤、漂洗、终末漂洗和消毒、干燥步骤，根据说明书使用。

⑧ 台式或双槽落地的超声清洗器一般为半自动化的设备，清洗时程序转换需要手工辅助的操作。在清洗槽中加注水之前应切断电源；根据超声清洗槽标刻的水位线加注水量，一般当放入器械和物品情况下加注水量到离顶端约 3cm 的位置；应定时更换清洗液；首次加入水后应除气；清洗时应盖好超声清洗器盖子，防止产生气溶胶；工作结束后关闭电源，关闭水源等阀门；在清空水箱之前应切断电源。

2. 超声波清洗器操作

以台式或落地式超声波清洗器为例。

（1）操作前准备

① 人员准备。操作人员个人防护符合 WS 310.2—2016 要求。

② 环境准备。在消毒供应中心去污区，环境整洁、光线充足。

③ 物品准备。超声清洗设备、操作台、器械清洗篮筐、清洗架等，清洗剂、刷子、标识等物品，电脑记录系统处于备用状态。

（2）操作步骤

① 操作前评估。根据污染分类，选择清洗方法和操作程序，有可依据的操作规程；贵重、精密器械，有可依据的专项技术操作规程。

② 清洗。槽内注入适量清水，控制水温在 35 ~ 45℃；按配制比例添加清洁剂（一般为酶清洁剂）。接通电源，待机指示灯应开启。

③ 手工预洗。需手工预清洗的器械参照常规手工清洗操作。

④ 超声清洗。将器械放在清洗设备专用的篮筐中，浸没在水面下，盖上盖子；设定清洗时间 5 ~ 10min；按下启动开关，运行指示灯开启。

⑤ 漂洗。超声清洗结束，运行指示灯熄灭。机械漂洗：将清洗过的器械、器具和物品放到漂洗槽内自动漂洗，控制水温在 35 ~ 45℃，漂洗时间 0.5 ~ 1min，漂洗循环 2 次。手工漂洗：超声清洗设备没有漂洗功能时，采用手工漂洗，将超声清洗过的器械、器具和物品，在流动水下冲洗至器械上无泡沫和污渍。

⑥ 冲洗后的器械、器具和物品使用自动清洗消毒器或湿热消毒槽消毒，应使用纯化水。

⑦ 进行机械干燥。

（3）操作注意事项

① 设备操作遵循生产厂家的使用说明书。

② 超声清洗时间宜 3 ~ 5min，不宜超过 10min。

③ 不宜清洗塑胶类等软材质的器材。

（4）标识及表格应用

根据清洗器械情况酌情选用标准和记录。

（三）喷淋式清洗消毒器

1.基本程序

① 预清洗。清洗舱内自动进软水，自动加热，水温控制在 20 ~

35℃，喷淋预清洗时间 1 ~ 3min，自动排污，除去物体表面污渍和可发泡的物质。

② 洗涤。自动进软水，自动投入设定清洗剂，自动加热（根据清洁剂使用温度要求），一般水温设定在 35 ~ 45℃，设定喷淋洗涤时间至少 5min。自动排水。

③ 漂洗。自动进软水，自动加热至 35 ~ 45℃（也可用冷水），设定喷淋漂洗时间 1 ~ 2min，自动排水（此过程也可根据需要使用中和剂或酸性清洗剂，防止沉淀物污染器械。不是必须步骤）。

④ 漂洗。自动进软水或纯化水，自动加热至 35 ~ 45℃（也可用冷水），设定喷淋漂洗时间 1 ~ 2min，自动排水。

⑤ 终末漂洗、消毒。自动进纯化水，自动加热至 90℃，根据需要设定消毒时间 1min 或 5min 以上。在设定的温度下（一般为 70℃）自动投入润滑剂，自动排水。

⑥ 热风干燥。自动加热，自动控制设定的干燥温度一般为 70 ~ 90℃，干燥时间 10 ~ 20min。自动开启柜门，取出清洗器械。

2. 喷淋式清洗消毒器操作

（1）操作前准备

① 人员准备。操作人员个人防护符合 WS 310.2—2016 附录 A 要求。

② 环境准备。在消毒供应中心去污区，环境整洁、光线充足。

③ 物品准备。操作台、器械清洗篮筐、清洗架等，清洗剂、刷子、标识等物品，电脑记录系统处于备用状态。查看水源接通；查看热源接通；接通电源，设备指示灯应开启，清洗设备处于备用状态。

（2）操作步骤

① 操作前评估。评估污染分类，有可遵循的清洗操作规程。确认清洗器械与清洗方法的适宜性；器械装载方式和装载量符合操作规程。

② 清洗器装载。开启清洗设备舱门；推进器械架，器械装载正确，插件牢固，装载适量；关闭舱门。

③ 清洗器运行。选择清洗程序并启动开关，运行指示灯开启。观察预清洗水温，一般不超过 45℃；设备舱门处没有水溢出现象；喷淋臂转速正常，转动无器械阻挡，器械可接触到水流。观察排水阶段，排水通畅，没有

水溢出和滞留现象。自动加入清洁剂时，水温符合使用规定。漂洗阶段喷淋漂洗时间 1 ~ 2min，漂洗循环 2 次。终末漂洗、消毒温度应≥ 90℃，消毒时间 1 ~ 5min。热风干燥，70 ~ 90℃，干燥时间为 15 ~ 20min。

④ 清洗结束。运行指示灯熄灭。观察打印的程序代码、消毒时间、温度，并记录。

⑤ 开启清洗设备舱门，取出器械架，放置 5min 后观察器械的干燥程度，观察无水迹为干燥。

（3）设备使用注意事项

① 遵循生产厂家提供的使用说明或指导手册和制定的技术操作规程。

② 不应随意改变清洗消毒器的程序和参数。

③ 消毒温度、时间应符合 WS 310.3—2016 检测的有关规定。确认并记录设备每一次运行的消毒温度、时间和清洗程序。

④ 按照制造商的指导，每天检查喷淋壁转动是否灵活，检查出水孔是否通畅。

⑤ 每天应进行清洗设备舱内的清洁。可使用清洁剂擦拭内壁、滤网以及清洗设备表面等。对维护的情况应予记录。

⑥ 设备检查所发现的任何问题都要提醒并由适当的责任人进行处理。

⑦ 定时观测和检查洗涤剂使用情况。检查注入清洗剂的泵是否正常运转、泵管是否松脱、有无老化等现象。确保清洗剂用量准确。

（4）标识及表格应用

① 酌情使用标识，达到器械清洗的方法和清洗设备运行情况的可追溯。

② 进行清洗消毒流程记录。

（四）喷淋超声波式清洗消毒器使用

主要清洗消毒程序包括以下阶段。

1. 预清洗

清洗舱内自动进软水，自动加热，水温控制在 20 ~ 35℃，喷淋预清洗时间 1 ~ 3min，自动排污，除去物体表面污渍和可发泡的物质。

2. 超声喷淋洗涤

自动进软水，自动投入设定清洗剂，自动加热（根据清洁剂使用温度要求），一般水温设定在 35 ~ 45℃，设定超声洗涤时间 5 ~ 10min。自动排水。

3. 漂洗

自动进软水，自动加热至 35 ~ 45℃（也可用冷水），设定喷淋漂洗时间 1 ~ 2min，自动排水（此过程也可根据需要使用中合剂或酸性清洗剂，防止沉淀物污染器械。不是必须步骤）。

4. 漂洗

自动进软水或纯化水，自动加热至 35 ~ 45℃（也可用冷水），设定喷淋漂洗时间 1 ~ 2min，自动排水。

5. 终末漂洗、消毒

自动进纯化水，自动加热至 90℃，根据需要设定消毒时间 1min 或 5min 以上。在设定的温度下（一般为 70℃）自动投入润滑剂，自动排水。

6. 热风干燥

自动加热，自动控制设定的干燥温度一般为 70 ~ 90℃，干燥时间 10 ~ 20min。自动开启柜门，取出器械架。

喷淋、超声波式清洗消毒器操作及注意事项等，可参考喷淋式清洗消毒器、超声清洗机操作内容及要求。

第二节 消毒

一、消毒设备及方法

（一）煮沸消毒器使用

（1）使用范围

煮沸消毒是利用煮沸消毒器进行湿热消毒的方法。可用于耐高温、耐高湿材质的器械和物品消毒，包括不锈钢等金属类、玻璃类、一些耐高温的塑胶类材质的器械。

（2）主要原理

常用设备为电热消毒煮沸器。使用时煮沸槽中加入纯化水（或蒸馏水），通过电加热待水达到90℃或沸腾达到100℃后，将清洗后的器械浸泡于热水中，开始计算消毒时间，消毒时间1～5min。具有简单、方便、实用、经济、效果可靠等优点。

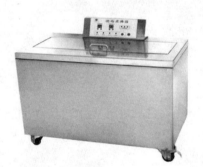

（3）使用注意事项

① 物品应先清洁再煮沸消毒。

② 煮沸物品需用蒸馏水或纯水煮沸，避免物品上有水碱。

③ 中途加入物品时，应按照最后放入器械的时间，重新计算消毒时间。

④ 煮沸器的盖应关闭严密，以保持沸水温度。

⑤ 煮沸消毒的物品应及时取出，以免生锈。

⑥ 玻璃类冷水时放入；橡胶类水沸后放入，以免橡胶变软。

⑦ 所有物品必须浸在水面以下。

⑧ 每次放入消毒器物品的量不应超过消毒器容量的3/4。

（二）自动清洗消毒器消毒方法

全自动清洗消毒器可以进行湿热消毒，利用热水进行喷淋冲洗，在保持一定温度和时间的条件下实现器械消毒。

（三）酸化水消毒（氧化电位水生成机消毒）

（1）使用范围

适用于包装前手术器械的消毒、内镜的消毒等。

（2）使用方法

器械、器具和物品消毒：手工清洗后，用酸性氧化电位水流动冲洗浸泡消毒 2min，净水冲洗 30s，取出干燥后进行包装、灭菌等处理。具体方法应遵循 WS 310.2—2016 的相关规定。

内镜的消毒遵循卫生部《内镜清洗、消毒技术规范》。物体和环境表面消毒、卫生手消毒、卫生洁具和织物的消毒遵循卫生部《医疗机构消毒技术规范》。

（3）注意事项

① 由于酸性氧化电位水生成器在电解过程中会释放少量的氯气和氢气，故应将生成器和储水容器放置在干燥、通风良好且没有阳光直射的场所。

② 酸性氧化电位水消毒时只能用原液，宜现用现制备，储存时应选用避光、密闭、硬质聚氯乙烯材质制成的容器，室温储存不超过 3d。

③ 每次使用前，应在酸性氧化电位水出水口处分别测定 pH 值、有效氯浓度、氧化还原电位（ORP）值。pH 值应在 2 ~ 3 之间，有效氯浓度 50 ~ 70mg/L，氧化还原电位值 ≥ 1100mV。

④ 对不锈钢以外的金属物品有一定的腐蚀作用，应慎用。

⑤ 使用酸性氧化电位水消毒前，应先清洗器械，彻底清除有机物。

⑥ 不得将酸性氧化电位水和其他药剂混合使用。

⑦ 酸性氧化电位水为外用消毒产品，不可直接饮用。

⑧ 碱性还原电位水不慎入眼内应立即用水冲洗。

⑨ 如仅排放酸性氧化电位水，长时间可造成排水管道腐蚀，故排放后

应再排放少量碱性还原电位水或自来水。

⑩ 每半年应清理一次电解质箱和盐箱。

（四）常用化学消毒剂及其使用

1. 含氯消毒剂

（1）作用原理

含氯消毒剂是指在水中能产生具有杀菌活性的次氯酸的消毒剂，可分为无机化合物类和有机化合物类。含氯消毒剂杀菌谱广，能有效杀灭多种微生物和原虫，对金属有腐蚀作用，器械消毒时不宜选用。

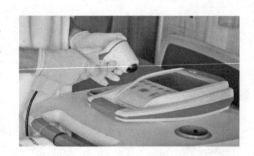

（2）使用方法

物表和环境的消毒遵循卫生部《医疗机构消毒技术规范》。

（3）注意事项

① 粉剂应于阴凉处避光、防潮、密封保存；水剂应于阴凉处避光、密闭保存。所需溶液应现配现用。

② 配制溶液时应戴口罩、手套。

2. 乙醇

（1）作用原理

乙醇能够吸收细菌蛋白的水分，使其脱水变性凝固，从而达到杀灭细菌的目的。75% 的乙醇与细菌的渗透压相近，可以在细菌表面蛋白未变性前逐渐地向菌体内部渗入，使细菌所有蛋白脱水、变性凝固，达到杀死细菌。乙醇为中效消毒剂，能杀灭细菌繁殖体、结核杆菌及大多数真菌和病毒，但不能杀灭细菌芽孢，短时间不能灭活乙肝病毒。乙醇具有中效、速效的杀菌作用；无毒、无刺激，对金属无腐蚀性。但对病毒和真菌效果较差，不能杀死细菌芽孢；受有机物影响大；易挥发，易燃烧。

乙醇适用于皮肤、环境表面及医疗器械的消毒。可用于不耐湿热消毒器械的消毒处理。

（2）使用方法

用 75% 乙醇棉球擦拭器械表面。

（3）注意事项

① 乙醇易燃，忌明火。

② 盛装乙醇的容器，用后盖紧，密闭，置于阴凉处保存。

③ 对乙醇过敏者勿用。

二、消毒操作

（一）基本程序及要求

1. 人员要求

① 操作人员必须经过岗位培训。

② 操作时，符合去污区人员的职业防护要求。

2. 基本方法

① 根据 WS 310.2—2016 中 5.4.1 规定，消毒处理方法首选机械热力消毒，消毒设备主要有清洗消毒器、煮沸消毒槽等。

② 不耐湿热器材可采用 75% 乙醇、酸性氧化电位水或取得国务院卫生行政部门卫生许可批件的消毒药械进行消毒。

③ 应建立消毒质量记录表，湿热消毒记录温度、时间、A_0 值等参数；化学消毒记录消毒剂的名称、浓度、作用时间等参数。

④ 对于不能水洗或不耐受高温的器材，可采用 75% 乙醇擦拭消毒，并在制定的操作流程中加以规定。例如带电源器械等。

⑤ 如器械厂商特别说明的器械材质接触化学消毒剂或高温水会导致材质的变性以及功能受损，这类器械在确保清洗质量的情况下可直接进行检查、包装、灭菌。

3. 操作要点

① 有可遵循的技术操作规程。符合先清洗后消毒的原则。

② 评估器械材质与所采用消毒方法的兼容性，正确使用消毒方法，避免器械的损坏。

③ 消毒时间、温度或浓度等指标符合要求。

④ 填写消毒记录表，复核消毒指标，确保消毒质量。

（二）湿热（槽）消毒器操作

（1）操作前准备

① 人员准备。操作人员个人防护符合 WS 310.2—2016 要求。

② 环境准备。在消毒供应中心去污区，环境整洁、光线充足。

③ 物品准备。操作台、转运车、器械清洗篮筐、清洗架等，煮沸消毒槽，标识等物品，记录表或系统处于备用状态。

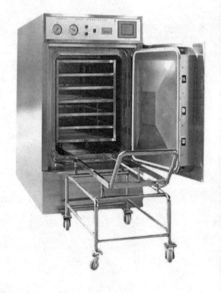

（2）操作步骤

① 操作前评估。评估器械已完成清洗过程。有可遵循的消毒技术操作规程。评估器械属于耐湿热材质，可采用湿热消毒方法。

② 消毒槽注水。使用软水或纯化水进行湿热消毒。加水量不应超过最高水位线。

③ 配制润滑剂。按照产品说明书进行。

④ 开启设备。按照操作规程启动设备。

⑤ 器械消毒。消毒的器械必须放在清洗篮筐内，再浸入热水中；橡胶类材质器械热水时放入，以免长时间浸泡于热水中橡胶变软；玻璃类材质器械冷水时放入。消毒的器械应全部浸没在水中；每次所放入量不应超过消毒器容量的 3/4。

⑥ 将消毒后的器械放在清洁的台面上，及时传送到清洁区进行干燥等

处理。清洁处理台面指专用于清洗消毒后器械的车或操作台面。

（3）注意事项

①正确选择消毒方式。

②记录消毒方式及参数。

③消毒人员取出消毒器械时建议使用防护手套，以避免烫伤。

（三）酸化水消毒操作

1. 操作前准备

①人员准备。操作人员个人防护符合 WS 310.2—2016 要求。

②环境准备。在消毒供应中心去污区，环境整洁、光线充足。

③物品准备。操作台、转运车、器械清洗篮筐、清洗架等，标识等物品，记录表或系统处于备用状态。

2. 操作前评估

①评估准备消毒的器械已经过清洗处理。

②评估器械使用酸化水消毒有可遵循的技术操作规程。

③评估酸性氧化电位水有效指标（pH 值、含氯浓度）合格。

3. 操作步骤

①酸化水准备。开启酸化水阀门，并将酸化水接入消毒容器，容器放在清洗池中。

②器械消毒。待水液量完全浸没器械后，开始器械消毒计时，始终保持酸化水阀门开启，使新鲜的酸化水不断加入容器。消毒的器械必须放在清洗篮筐内，再浸入酸化水液中浸泡或直接用酸化水冲洗，消毒时间为2min。

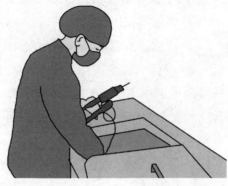

③ 消毒结束。将消毒后的器械放在专用清洁处的台面上，即刻传送到清洁区进行干燥等处理。

④ 酸化水用后处理。消毒结束后关闭设备，倾倒容器内酸化水消毒液，清水冲洗清洗水池，或打开酸化水碱性阀门，用碱性水冲洗。

4. 操作注意事项

① 彻底清除器械、器具、物品上的有机物，再进行消毒处理。

② 酸性氧化电位水对光敏感，有效氯浓度随时间延长而下降，消毒液宜现制备现用。

③ 酸化水对铜、铝等非不锈钢的金属器械和物品有一定的腐蚀作用，应慎用。

（四）化学消毒剂使用及操作

1. 操作前准备

① 人员准备。操作人员个人防护符合 WS 310.2—2016 要求。

② 环境准备。在消毒供应中心去污区，环境整洁、光线充足。

③ 物品准备。消毒剂、消毒剂配制使用容器、量杯、清洁擦布数块、操作台、转运车、器械；清洗篮筐、标识等物品，记录表或系统处于备用状态。

2. 操作步骤

（1）操作前评估

① 评估器械已经过清洗过程。

② 评估器械材质属于不耐湿热材质，符合消毒技术操作规程。

③ 确认消毒剂使用有效期和配比浓度。含氯消毒剂对清洗后器械、物品消毒可采用 500mg/L，消毒 10min 以上。直接对污染物进行消毒处理，用含有效氯 2000 ~ 5000mg/L 的消毒剂，消毒 30min 以上。

（2）配制消毒剂

容器或水槽上标注加水线，提示加水量。按照规定的消毒剂浓度和添加量，使用量杯配制。配制后，使用化学测试卡进行浓度测试，测试合格后方可使用。消毒剂配制量（放入器械后的水位）以在容器的 3/4 位置为宜；放入的器械量不超过容积的 3/4。

（3）器械消毒

将器械放在清洗篮筐中，然后浸泡于消毒剂中，消毒剂应浸没全部消毒的器械，盖上消毒容器的盖子。达到消毒时间后，取出篮筐，不应直接用手拿取器械避免损伤皮肤。浸泡消毒的器械使用清水漂洗或再用软水漂洗，彻底去除消毒剂的残留。

（4）消毒结束

将清洗后的器械放置于专用清洁台面，如转运平车或操作台。

3. 注意事项

① 严格掌握化学消毒方法的适用范围。

② 准确配制消毒剂使用浓度并确定消毒时间。配制的含氯消毒剂应加盖保存，定时更换。

③ 消毒后应彻底清洗，去除化学消毒剂残留。

④ 记录消毒方式及参数。

第三节 干燥

干燥是指经过清洗、消毒的器械进一步去除消毒后器械物品上残留水分的过程。

一、干燥原则

经过清洗消毒的器械表面仍有水，是湿的状态。水是细菌滋生的基本条件，最易发生的是真菌的生长。器械上可能残留的微生物或被环境中的微生物污染，在有水和适宜的室温条件下会使微生物繁殖，从而影响器械清洗消毒后的质量。器械关节或齿槽等缝隙部位，存有水分还可以引起器械锈

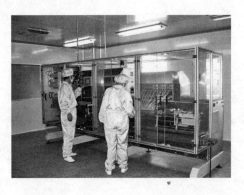

蚀，增加清洗难度，影响使用功能，缩短器械的使用寿命。器械干燥处理的意义是：能够防止微生物的污染，确保消毒后直接使用物品的质量；提高器械灭菌质量，例如化学气体灭菌对干燥程度有较高的要求，器械表面过湿会降低消毒剂作用，影响灭菌效果。

WS 310.2中规定器械的干燥方法，宜首选使用干燥设备。无干燥设备的或不耐热器械、器具和物品可使用低纤维絮擦布进行手工干燥处理。器械干燥操作原则包括以下方面。

① 洗消毒后的器械及时进行干燥处理。

② 不应采用晾干的自然干燥方式，避免器械和物品重新滋生微生物或被环境污染。

③ 应根据器械的材质选择适宜的干燥温度，金属类干燥温度70～90℃；塑胶类干燥温度65～75℃。

④ 穿刺针、手速吸引头等管腔类器械，可在干燥设备处理之后，再用压力气枪进行干燥处理。也可使用专用棉条进行干燥处理。

⑤ 应使用干燥设备对呼吸及麻醉管路进行干燥，保证消毒质量和使用安全。

⑥ 干燥设备应根据厂家说明进行维护和保养。应保持干燥柜或箱内的清洁，每天进行表面清洁擦拭；每月检查过滤器和密封圈；每季度进行加热装置的检测。

二、干燥方法

（一）手工干燥方法

手工干燥方法适用于无干燥设备及不耐热器械、器具和物品的干燥。

1. 手工擦拭

操作中应使用低纤维絮类的擦布，特别注意和防止棉絮和微生物的污染因素，同时保持操作人员手的清洁。然而，手工擦布难以处理管腔器械和复杂的器械，如关节、齿牙等。可在清洁区设压力气枪，专用于管腔类器械的干燥，如吸管、穿刺针、针头等。

2. 压力气枪

适用范围：吸管、穿刺针、针头等管腔器械辅助干燥的处理。

（1）使用方法

① 设备的操作方法和步骤，必须依据产品操作手册和规程使用。

② 选择适宜的接头。

③ 组合器械单件处理，防止混乱。

④ 使用气枪干燥时器械宜先烘干再吹干或先擦拭器械表面水渍再吹干，气枪吹气至少两次，每次维持 2s。

（2）注意事项

① 操作时，避免压力气枪吹气口朝向操作人员。

② 穿刺针等锐器进行处理时应防止人员刺伤。

③ 过长的管腔器械不宜采用压力气枪处理。

（3）保养与维护

① 应遵循厂商的说明书进行保养和维护，并制定相应的技术规程。

② 每天用后应悬挂在专用挂钩处。

③ 保持压力气枪的清洁。

（二）干燥设备（干燥柜）

干燥设备具有工作效率高的特点，是器械干燥首选方法。使用干燥设备可以避免手工操作或擦布脱屑等因素可能造成的器械污染，保证器械消毒质量安全。

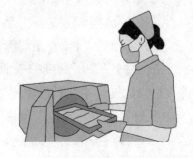

1. 使用范围

用于耐热材质的器械，包括手术器械、内镜活检钳、注射针头、各式大小注射器、玻璃片、换药碗、各种盘子、呼吸机、麻醉管路等。

2. 基本使用方法

① 干燥设备的使用应遵循产品说明书和操作规程。

② 根据器械耐热材质的程度选择干燥温度和时间，以确保装载物不会过热（可能造成损坏）。根据 WS 310.2 中 5.5.1 规定，金属类干燥温度 70 ~ 90℃；塑胶类干燥温度 65 ~ 75℃。

③ 器械放置在网篮中干燥，不要堆积，保持一定的空隙，利于干燥。管腔类器械，如呼吸管路等应使用专用管腔干燥架，悬垂在干燥柜内，使器械表面和内部彻底干燥。金属器械和橡胶类器械干燥所需的时间不同，因此宜分开进行干燥。

④ 干燥结束卸载器械物品时，操作人员应注意防止烫伤，避免用裸手直接接触器械篮筐。

⑤ 干燥设备运行结束后及时关闭柜门，使柜门保持关闭状态。

3. 注意事项

① 根据器械的材质选择适宜干燥时间，一般金属器械干燥 20min，塑胶类干燥 40min。

② 注意观察设备运行情况。

4. 设备保养与维护

① 遵循厂商的说明书进行保养和维护，并制定相应的技术规程。

② 每天进行灭菌器门、仪表的表面擦拭。

③ 每天清理和擦拭柜内至少 1 次。

④ 每天运行前检查柜门缝是否平整、完好，应无脱出和破损。

⑤ 根据设备厂商维护手册的建议，定期更换或清理空气过滤器，保证进入柜内的循环空气符合消毒要求。

⑥ 每年至少一次检查过热保护装置。每年由专业工程人员进行一次维护。

⑦ 设备维护情况应记录。

第四节 包装

一、概念

包装是指待灭菌的医疗器械的包装材料和包装物。包装物包括预成型无菌屏障系统和无菌屏障系统。包装的目的在于建立无菌屏障，确保器械物品在灭菌后预期的使用、储存寿命、运输和储存等条件中保持无菌性。

（一）概念及术语

① 闭合：反复折叠，以形成一弯曲路径，用于关闭包装而不形成密封的方法。

② 密封：包装层间连接的结果。如：用黏合剂或热熔法将表面连接在一起。

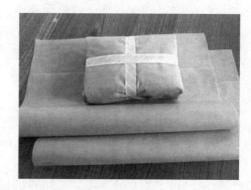

③ 闭合完好性：闭合条件能确保该闭合至少与包装上的其他部分具有相同的阻碍微生物进入的程度。

④ 包装完好性：包装未受到物理损坏的状态。

⑤ 预成型的无菌屏障系统：纸塑袋、纸袋等各种袋子和硬质容器。

⑥ 无菌屏障系统：使用包装材料经过闭合方式的包装操作形成的包。使用预成型无菌包装材料通过密封包装操作形成的包。

⑦ 无菌包装质量与事件相关性：无菌物品包装的处理及储藏恰当，许多包装材料都能保持无菌，而不用考虑时间。因而视为与事件相关，而非与时间相关。

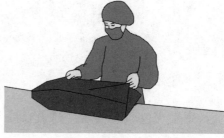

（二）无菌屏障系统

无菌屏障系统是指用包装材料通过闭合方式形成的包，或用预成型无菌屏障系统通过密封形成的包，是防止微生物进入并能使产品在使用地点无菌使用的最小包装。无菌屏障系统应具有抵抗微生物、尘粒和水的作用，并能够提供储存安全期，可以无菌移动，对器械有保护作用，避免器械在搬运中损坏。建立无菌屏障系统的要素，包括包装材料和包装技术。

1. 包装材料

用于制造密封包装系统或初包装的任何材料。包装材料必须能排出空气，使灭菌剂接触到器械，可提供微生物屏障。任何待灭菌的器械物品必须加以包装，以确保其在灭菌后至使用前的储藏期内保持无菌。包装材料性质对保证和保持无菌是非常重要的。

2. 包装技术

包装技术包括装配、核对、包装、封包、注明标识等步骤。没有正确的包装方法难以确保达到无菌目的。应选择尺寸合适的包装材料，以能将器械物品完全包裹为度，物品包装体积不能太大，包裹不能太紧，以免影响空气的排出和灭菌剂的渗透。应防止器械托盘角撕裂包装材料。应避免包装的器械损坏包装材料，锐利器械应选用适宜的保护装置。

二、包装材料的分类与质量要求

常用的包装材料有纺织材料、医用包装纸、无纺布、纸塑复合袋、Tyvek 纸塑袋、硬质容器等。

1. 纺织材料

用于灭菌包装的纺织材料目前在我国主要是棉布。多年来的标准灭菌包装所用的均为每平方英寸（$1in^2=6.4516\times10^{-4}m^2$）140 根纱的、未漂白的、双层厚度的棉布。新棉布使用前应清洗；重复使用的纺织包装材料每次使用后应清洗、消毒，使用前应在有灯的桌上检查，有破损的包装材料不应使用，不可以缝补后使用；使用前应去除棉绒。

棉布材料阻菌、防潮性不稳定，存在较多的隐患。国外有些棉布用特殊化学物来处理纤维，使之防水，这种多层组合、更紧密的纺织和化学处理使得现代织物适用于无菌包装，在使用此类棉布时必须注意厂家提示的化学涂层的失效次数，也就是通常所说的棉布使用次数。而 WS 310.2—2016 中要求的记录棉布使用次数是为了就目前国内使用的棉布情况做数据调查，为以后修改标准做基础准备的，也可以为医院提供成本效益分析的依据。

2. 医用包装纸

医用包装纸包括平纸、皱纹纸，由木浆或纸浆制成。医用包装纸具有良好的通透性，有利于灭菌介质和空气的进出；有良好的阻菌性和防潮性。常用的有皱纹纸、纸袋。医院用全纸袋不同于食品用纸袋，其是用结构性黏合剂黏合的，具有抗水、耐高温的性能，同时背封是搭接的，这样可保证在蒸汽灭菌中纸与纸的密封处与受力方向垂直，避免因真空和正压而开袋。医院用全纸袋适合于多种器械物品的包装。

1）闭合型纸袋 闭合型纸袋是装好物品后，把开口反复折叠两次形成闭合回路达到屏蔽效果的。操作方便，灭菌效果可靠。

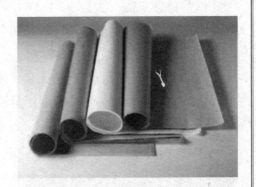

2）密封型纸袋 需用封口机将开口热封的纸袋，开口风险比较大。

3）密封闭合型纸袋 先用封口机密封再折叠一次或多次。

3. 无纺布

无纺布为非织造包装材料,由塑料聚合物、纤维制成,主要材质是聚丙烯。无纺布的纤维间隙很小且随机排列,显著减少了微生物或尘粒被转移的可能性。常用的有 SMS（纺粘—溶喷—纺粘）和水刺布。无纺布是一次性使用的,不得重复使用。灭菌包装无纺布的标准应遵循 YY/T 0698 的行业标准，无纺布的质量最关键的是微生物屏障性能是否合格。选择无纺布不是越厚越好，在阻菌性能和拉伸强度保证的前提下透气性好的材料湿包现象会减少。

4. 纸塑复合袋

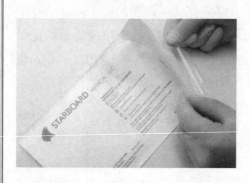

由一层纸和一层 PET 与 PP 塑料复合膜组合而成，是既有透气功能又有可视功能的预成型无菌屏障系统，必须采用专用的封口机密封。目前是医院广泛采用的产品，但其因存在单面透气，一些金属类器械在灭菌过程易产生冷凝水，必须验证效果后使用。纸塑袋不能用于下排汽式灭菌器。

（1）纸塑卷袋

纸塑卷袋分为平面卷袋和立体卷袋。平面卷袋一般用于厚度不大于 5cm 的物品（建议），而立体卷袋可用于厚度大的物品。纸塑卷袋存储方便，规格齐全，不受长短的限制，但需两端封口。

（2）纸塑单袋

纸塑单袋只需一次封口，操作方便一些，存储卫生性好，但受长短限制，需存储很多规格，建议医院可对长期大量灭菌的相同规格物品采用单袋。

（3）纸塑自封袋

自封袋是靠压敏胶密封的无菌屏障系统，不需配备封口机，操作很方便；但规格较少，价格较高，适合使用量不大的诊所和小型医院使用。

5.Tyvek 纸塑袋

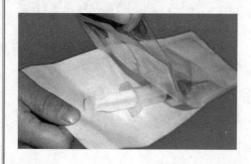

Tyvek 是一种透气性材料，是美国杜邦公司的专利产品，其化学成分是聚乙烯，其要求应符合 YY 0698—2009 标准，其医疗用产品的商业牌号有 1073B、1059B、2FS 等。用其作为透气性材料与特制的膜制成的袋子就

是 Tyvek 纸塑袋。成本较高，目前一般用于过氧化氢等离子体灭菌，必须采用专用的封口机密封。含天然纤维的材料不能用于过氧化氢等离子体灭菌，所以，平纸、皱纹纸、棉布、纸塑袋、全纸袋都不能用于过氧化氢等离子体灭菌。Tyvek 中 1073B、1059B 具有较高的微生物屏障性能，2FS 具有更好的穿透性能，医院可根据这一特点进行选择。

6. 硬质容器

可反复使用的钢性无菌屏障系统，由可反复耐受医院灭菌循环的金属或合成聚合材料制成。灭菌盒由底座和相匹配的盖子组成，盖子和底座之间有密封垫圈形成密封；通气系统允许灭菌介质进出灭菌盒，通气系统的设计和微生物过滤的材料有多种选择；盖子和底座固定后可保持其中物品的无菌性；每个灭菌盒有一个"触动显示"封闭系统，"触动显示"封闭系统对于硬质容器灭菌后是否被意外打开会有一个清楚的指示。硬质容器每次使用后应进行清洗、消毒。

三、包装技术与方法

（一）包装前的准备

1. 装配

灭菌包内器械的组合应由使用部门决定，每套器械都应规范统一且均应建立器械配置单，每次器械组合时都应严格按照器械单配置器械的种类、规格和数量，已拆卸的器械应按照装配技术规程或图示进行组装，以确保其完整性。

2. 摆放

手术器械应放置在篮筐或有孔的托盘中进行配套包装，器械的摆放应平整有序，通常会按照使用的先后顺序摆放，有助于使用人员操作。盘、盆、

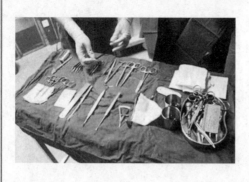

碗等器皿，宜单独包装，有盖的器皿应开盖，摆放器皿时小器皿放在大器皿里面，嵌套摆放的器皿尺寸应至少相差 3cm 左右，因相同尺寸器皿重叠负压时会使两个平面吸附，影响蒸汽渗透。所有的器皿都应朝同一个方向，并用吸水布或吸水纸隔开；同类的器械放在一起；剪刀和血管钳等轴节类器械不宜完全锁扣，可使用 U 形器械整理架；多元件组合器械应拆开；带阀门的器械应将阀门打开；软性管腔类物品应盘绕放置，保持管腔通畅，有利于灭菌介质充分接触器械的所有表面；较重器械应放置于篮筐底部或一端，以免损坏其他器械。

3. 器械保护

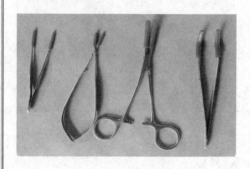

器械保护套

锐利器械的尖锐点比较脆弱，应使用保护套保护，防止搬动过程中损伤器械的锐尖或锐利处损坏无菌包装屏障。保护套常用专用纸夹、套管、泡沫、器械袋等。器械保护用品应能够充分接触灭菌介质，利于灭菌；精细器械应使用有固定架的特殊托盘，在灭菌和搬运过程中不致损坏。

4. 重量

灭菌包重量要求：器械包重量不宜超过 7kg，敷料包重量不宜超过 5kg。灭菌包体积要求：下排气压力蒸汽灭菌器不宜超过 30cm × 30cm × 25cm；脉动预真空压力蒸汽灭菌器不宜超过 30cm × 30cm × 50cm。灭菌包体积过大会影响蒸汽的穿透和包内冷空气的排出，包装过重和器械摆放较密集则需要更长的灭菌周期和干燥时间。延长灭菌时间将会加快器械老化，减短器械的使用寿命，因此，规范灭菌包装的体积和重量非常重要。如果灭菌包体积超大、超重，如骨科外来器械超重，厂家必须提供灭菌参数，消毒供应中心对设定的灭菌参数进行验证，以确保灭菌质量的安全和有效。

5. 核对

器械配置的正确性与完整性直接影响临床和手术的顺利进行，因此在器械配置完成后，器械准备者应在器械清单上签名，然后再由另一人核对器械的种类、规格和数量，确认无误后签名。

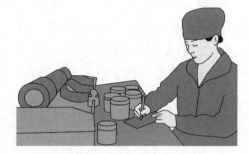

6. 包外标识及有效期的规定

灭菌物品包装的标识内容应包括物品名称、包装者、灭菌器编号、灭菌批次、灭菌日期和失效日期。标识应具有追溯性。

包装标识应不会损坏包装材料；不会影响所使用的灭菌过程；不会因所用的灭菌过程而导致难以辨认；不会引起墨迹向医疗器械迁移；其粘接应能经得起灭菌过程和制造者规定的储存和运输条件。标识可采用多种方法，如：直接打印或书写在包装材料或系统上，用黏合方法将标识贴于包装材料或系统上。对于纸塑袋，标识必须贴在透明的材料一面。不宜用笔标记，写在纸上可能会损坏材料，墨水也会渗入，污染包内物品。

（二）包装的方式及封包

灭菌物品包装方式分为闭合式包装和密封式包装。使用棉布、无纺布、皱纹纸包装材料时采用闭合式包装，使用预成型的纸袋、纸塑复合袋包装材料时采用密封式包装。包外应设有灭菌化学指示物。高度危险性物品灭菌包内还应放置包内化学指示物；如果透过包装材料可直接观察包内灭菌化学指示物的颜色变化，则不放置包外灭菌化学指示物。

1. 闭合式包装

闭合式包装方法通常是将器械物品包好之后，将开口反复折叠以形成一弯曲路径，并采用专用配件封闭。封闭包装的配件推荐使用灭菌指示带，不但可以安全地使包装闭合，而且可通过颜色变化提供可见的外部灭菌指示。

封包胶带的长度应与灭菌包体积、重量相适宜。胶带封包应松紧适度，封包应严密，保持闭合完好性，可采用两条平行、井字形或十字形封包方式。不能使用别针、绳子封包，因为用别针、回形针或其他锐利物品会刺破包装材料，造成微生物污染。绳子封包，因其缺乏弹性和延展性，若包扎过紧容易影响灭菌介质穿透，过松则容易在储存运输中松脱。

2. 密封式包装

密封封包法通常采用热封的方法。应使用医用封口机，使用前应检查温度是否适当（温度设置参照厂商的建议），密封后应检查封口处，确认密封均匀完整（无皱折）且紧闭，以确保完全密封。封口处的密封宽度≥6mm；封口处与袋子的边缘应≥2cm，方便使用者撕开包装；应选择合适的包装材料尺寸，包内器械距包装袋封口处≥2.5cm，若物品离封口太近，袋子或封口在灭菌过程中可能会破裂。袋子太大可能会使其中的物品移动而造成包装破裂。袋子常被用来包装质量轻的单个物品，袋子不得用于重型或大件物品，否则容易产生湿包或破损。物品放入袋内，使器械的置换一端朝包装开启方向，在使用打开时，使其可抓握住的一端首先露出来。

密封式包装如使用纸袋、纸塑袋等材料，可使用一层。若物品需要双层包装，即物品先放在一个较小的包装袋中，然后再放在第二个较大的包装袋中，两个包装袋的尺寸应匹配，内层包装袋不能折叠，开口方向要一致，且必须是纸面对纸面，塑面对塑面，以便灭菌剂的渗入。

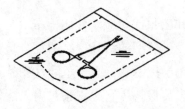 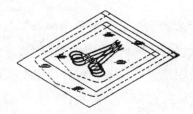

3. 硬质容器

硬质容器由盖子、底座、手柄、灭菌标识卡槽、垫圈和灭菌剂孔组成。盖子有双层的，也有单层的；灭菌剂孔可以是阀门系统，也可以是过滤系统。将准备好的放在网篮中的成套器械放入容器底部，盖上盖子，检查盖子与底座是否对和紧密妥贴。

每一种硬质容器都应有安全锁闭装置，可提示无菌物品是否被意外地打开而污染其中物品。常见的锁闭装置有热敏锁和外加一次性安全锁扣等。硬质容器具体使用与操作，应遵循生产厂家的使用说明或指导手册。开放式的储槽不属于硬质容器，不能作为灭菌物品的包装。

（三）常用包装操作与要求

棉布、无纺布、皱纹纸做包装通常使用闭合式包装，用于配套器械与敷料的包装，方法有两种，即信封折叠、方形折叠。手术器械通常采用闭合式包装方法，应由两层包装材料分两次连续包装，包装时两次包装可使用相同的包装方法，也可以将两种包装方法混合使用，如第一层采用方形折叠法，第二层采用信封折叠法包装。若使用两层无纺布边缘黏合在一起的包装产品，也可采用两层同时包装法，这种方法常用于常规诊疗包的包装，如静脉切开穿刺包等。

纸袋、纸塑袋包装材料主要用于质量较轻的单件器械包装。

包装操作前应检查包装材料的完好性以及包装材料的尺寸与被包装物的匹配性。手术器械物品包装需要创造一个无菌区（用于放置手术器械的铺台）时，包装材料尺寸至少要超过操作台边30cm。

1. 信封折叠

① 将方形包装材料按对角线放在操作台上，使其一角指向操作台前方。将被包装的物品与包装的顶角和底角的一条线成直角，放在包装的中央。

② 将底角折盖住物品，然后折回形成一个折翼。

③ 将包装的左角折盖住物品，然后折回形成一个折翼。

④ 将包装的右角折盖住物品，与先前的折叠交错，然后折回形

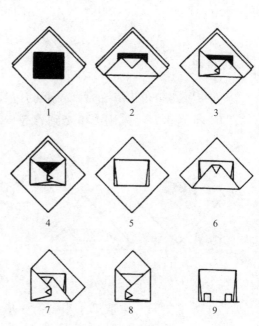

成一个折翼。

　　⑤ 将包装的顶角折盖住物品，将折翼卷进先前的左右折缝里，留下一个可见的小垂片，以便在无菌环境中打开。

　　⑥ 以同样的方式包装第二层，用两条灭菌指示带封住包裹。

2. 方形折叠

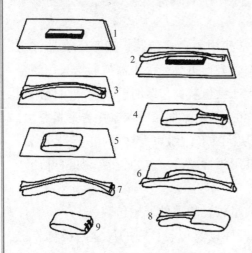

　　① 将包装材料按长方形放于操作台上，将要包装的物品正放于包装材料上。

　　② 将顶部的包装材料边折下，盖住物品的下半部，然后折回形成一个折翼。

　　③ 将底部的包装边折上，盖住物品的上半部，然后折回形成折翼，与先前的重叠。

　　④ 将左边包装平整地折盖过包裹，然后折回形成折翼。

　　⑤ 将右边包装折盖住包裹，与先前的折叠重合，形成一个平整的包裹。

　　⑥ 以同样的方式包装第二层，用灭菌指示带封住包裹。

3. 同时包装法

将两层无纺布边缘黏合在一起的包装产品包装法。

1）信封折叠　采用第 1 步到第 5 步。

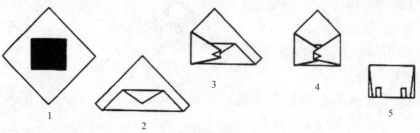

信封折叠

2）方形折叠　采取第 1 步到第 5 步。

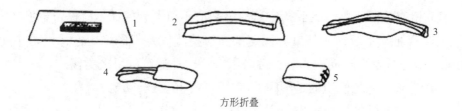

方形折叠

4.密封式包装

（1）脉冲型封口机的密封法

①将纸塑包装袋开口端放在密封机封口处。

②当密封口热了就压下去。

③然后放开，等封口冷却，使塑料粘在纸上。

（2）连续型封口机的密封法

①将纸塑包装袋开口端放入封口处，打印面朝下。

②纸塑包装袋放入之后，开启封口机设备自动启动。

③位于顶部和底部的加热装置将封口接缝处的温度加热到预先设定的封口温度，进行密封过程封口温度是可监控的。

④封口接缝处被加热后，通过封口滚轮压合两层密封材料。

⑤若有打印功能，将数据打印在密封包装袋上。

⑥完成封口的纸塑包装袋将从另一端取出。

密封完成之后，应进行检查，确保其完整（无皱折）且紧闭。整个密封条宽度范围内都没有受损，没有通道或者开口，没有刺破或者裂开，没有分层或材料分离。

（3）纸塑自封袋

因其在封口处自带粘胶条，密封时只需折叠袋子末端，将粘胶条盖住开口进行密封即可。封口时必须小心折叠粘贴，以免出现间隙或皱折，避免微生物从间隙或皱折进入并污染其中物品。

5.硬质容器

通常应用于成套手术器械的包装，硬质容器应根据生产厂家的操作说明，只能用于预真空蒸汽灭菌器。

①硬质容器必须一用一洗，清洗方式与器械清洗相同。

②应检查盒盖、底座的边缘有无变形，闭锁装置等是否完好。

③ 检查垫圈平整、无脱落，若有破裂或不再柔软的话，应进行更换。

④ 若通气系统使用滤纸和固定架，应检查固定架的稳定性，以防止使用过程中滤纸发生移动而影响灭菌效果，一次性滤纸应每次更换。

⑤ 若通气系统使用的是阀门，应检查阀门的开合功能。

⑥ 将准备好的器械放入与容器相匹配的网篮中。

⑦ 将网篮放在容器底部。

⑧ 盖上盒盖，并确保盒盖与底座没有错位，对合紧密妥帖。

⑨ 贴上灭菌标识和灭菌指示带。

⑩ 若硬质容器没有自带的热敏锁则需扣上外置一次性锁扣。

第五节　灭菌

一、灭菌方法概述

（一）灭菌方法

无菌是灭菌处理的结果，医院常规灭菌方法包括热力灭菌和低温灭菌。

1. 热力灭菌方法

热力灭菌利用物理因子作为灭菌介质，例如高温蒸汽、辐射热或传导热等，故又称热力灭菌为物理灭菌。

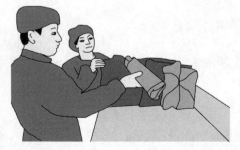

（1）热力灭菌的作用

热力灭菌的原理主要是利用高温使菌体蛋白变性或凝固，酶失去活性，代谢发生障碍，致细菌死亡。热力灭菌方法包括湿热灭菌法和干热灭菌法。湿热可使菌体蛋白凝固，变性；

干热可使菌体蛋白氧化、变性、炭化和使电解质浓缩引起细胞的死亡。热力灭菌方便、效果好、无毒，因此是目前医院消毒供应中心使用的主要灭菌方法。金属、纺织品、橡胶、玻璃等耐湿、耐热的医疗器械、器具和物品主要依靠湿热灭菌法处理。油、膏、粉剂类采用干热灭菌方法处理。常用设备包括压力蒸汽灭菌器、干热灭菌器等。

（2）湿热与干热灭菌比较

湿热与干热灭菌各有特点，主要区别见下表。

对比项目	湿热	干热
加热介质	蒸汽	热空气
对物品影响	耐湿	高温
适用对象	耐热耐湿物品	金属、玻璃等耐高温物品
作用温度	121～135℃	160～180℃
作用时间	短	长

湿热与干热各具特点相互不能取代，但是湿热消毒的效果较干热更好，因此使用更为普遍。湿热消毒较干热消毒效果好的原因如下。

① 蛋白质含水越多，凝固所需温度越低。蛋白质在水分存在时易于凝固，其主要原因之一是水分子在高温下易使氨基酸的肽键断开，一次产生变性。以细菌试验比较，也可以看出湿热较干热的杀菌作用更强。

② 湿热的穿透性较干热好。湿热比干热的穿透速度快。湿热比干热穿透性强的原因有两种。一是水或蒸汽传导热能的效率较空气高，水的比热容为 $4.2kJ/(kg·K)$，而空气的比热容仅为 $1.004kJ/(kg·K)$。此外，每克蒸汽冷凝为液体时还可释放出 540cal（1cal=4.1868J）的潜伏热。二是蒸汽冷凝时体积缩小的比例大于空气。当100℃水蒸气冷凝为水时，即使仍为100℃，其体积可缩小至 1:1870，即缩小至原体积的0.05%；而空气由100℃降至20℃，体积只缩小至29.3%。由于体积的突然缩小，可产生负压，有利于蒸汽的穿透。

2. 低温灭菌方法

利用化学灭菌剂药物杀灭病原微生物的方法，由于化学药剂所需灭菌处理温度较低，因此通常称为低温灭菌，或称为化学灭菌。低温灭菌使用的化学消毒剂应能够杀灭所有微生物，达到灭菌保证水平，这类化学药剂称为灭菌剂，例如甲醛、戊二醛、环氧乙烷、过氧乙酸等。

化学灭菌用于不能够耐受高温、湿热材质类的器械、器具和物品的灭菌。目前，主要使用的设备包括低温环氧乙烷灭菌器、过氧化氢等离子体灭菌器、甲醛灭菌器等。浸泡灭菌方法不适宜进行器械灭菌处理。

（二）灭菌原则

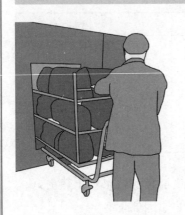

目前，各种灭菌方法在医院应用较多，灭菌设备更加趋于自动控制，具有安全连锁、适时显示运行参数的特点。但是，正确选择灭菌方法和规范操作仍然十分重要。因此，灭菌设备操作人员必须经过岗位培训，并取得国家质量监督检验检疫总局发放的《中华人民共和国特种设备作业人员证》。

1. 灭菌方法选择

① 进入人体无菌组织、器官、腔隙或接触人体破损的皮肤、黏膜、组织的诊疗器械、器具和物品应进行灭菌。

② 耐湿、耐热的器械、器具和物品，应首选压力蒸汽灭菌。

③ 耐热的油剂类和干粉类应采用干热灭菌。

④ 不耐热、不耐湿的物品宜采用低温灭菌方法，如环氧乙烷灭菌、过氧化氢低温等离子体灭菌或低温甲醛蒸气灭菌。

⑤ 灭菌方法的选择符合《医疗机构消毒技术规范》的要求。

2. 各类灭菌设备操作原则

各类灭菌设备的灭菌原理和设备技术水平虽然有所不同，但是设备使用中有共性的操作程序、规则，包括设备运行前准备、灭菌物品装载、灭菌设备运行操作、无菌物品卸载、灭菌效果检测、灭菌器运行结束停机等。

（1）设备运行前准备

① 确认设备仪表、显示器、打印装置处于完好备用状态。

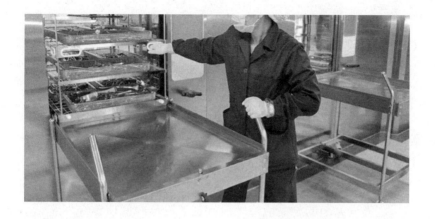

② 灭菌器柜门密封圈平整无损坏，柜门安全锁扣灵活、安全有效。

③ 已具备灭菌设备运行条件，如电源、水源、蒸汽、压缩空气等。

④ 检查灭菌器柜内清洁，冷凝水排出口清洁。

⑤ 根据灭菌设备需要进行预热。

⑥ 根据 WS 310.3—2016 相关规定进行设备运行前测试。如预真空压力蒸汽灭菌器应在每日开始灭菌运行前空载进行 B-D 试验。

（2）灭菌物品装载

① 应使用专用灭菌架或篮筐装载灭菌物品。装载的物品不应触及灭菌腔壁和门。

② 灭菌包之间应留间隙，利于空气、水蒸气等灭菌介质循环以及排出和干燥，不应超载。

③ 宜将同类材质的器械、器具和物品，同批次进行灭菌。因为不同材质的器械和物品灭菌程序有所不同，例如橡胶制品类器械物品灭菌温度低于金属器械和敷料。又如环氧乙烷气体灭菌后，金属、玻璃类器械化学排残的时间较短，塑胶类材质的器械较长。所以，将同类材质的器械物品装载在一起利于选择灭菌程序，提高灭菌工作效率，降低器械的损耗和老化。如果必须要将不同的材质放在一起灭菌，选择灭菌程序时应以灭菌时间和程序最长的器械材质为基准。

④ 压力蒸汽灭菌时纺织类物品应放置于上层且竖放；硬质容器的手术器械盒包装放在下层防止冷凝水对其他物品包装的影响；手术器械包，硬质容器应平放，防止器械堆积、磨损；盆、碗类物品应斜放，容器开口朝向一侧；玻璃瓶等底部无孔的器皿类物品应倒立或侧方。

⑤ 纸袋、纸塑包装应侧放在灭菌篮筐中，灭菌包之间应留有间隙，利

于蒸汽进入和冷空气排出。

（3）**灭菌设备运行操作**

① 操作人员应在运行阶段巡视和观察灭菌器显示屏、仪表的参数、曲线图等，掌握灭菌设备运行状况。

② 灭菌设备每次运行都要进行物理检测，观察仪表和打印等适时显示的数据，并确认参数的一致性。

③ 应及时处理报警故障等问题，保证灭菌设备运行安全。

（4）**无菌物品卸载**

① 压力蒸汽灭菌的物品应冷却后卸载，冷却时间应 > 30min，待温度降至室温时方可移动，因为灭菌后的物品温度较高，接触冷空气或冷的物体会产生冷凝水造成湿包而被污染。低温灭菌（化学灭菌）的卸载，应注意化学药物排残通风的要求和时间，以及个人防护措施。

② 应避免卸载搬运中无菌物品包装损坏。

（5）**进行灭菌质量记录和确认**

（6）**灭菌器运行结束停机**

① 灭菌设备程序完成后，应观察仪表归位情况，观察指示灯显示的功能位置，确认设备处于待机或停机状态。

② 当日灭菌工作结束，遵循设备厂商提供的停机操作程序和制定的操作规程，关闭电源，关闭蒸汽，关闭水源，关闭设备柜门。

二、常用灭菌设备操作技能

（一）压力蒸汽灭菌器

压力蒸汽灭菌器属于压力容器。所谓容器，是由曲面构成用于盛装物料的空间。承受压力的密闭容器称为压力容器，或者称为受压容器。按照压力容器承受压力（P）高低，可分为低压、中压、高压、超高压四个等级，医院消毒供应中心的蒸汽灭菌器归属于低压容器（$0.1MPa \leqslant P < 1.6MPa$），压力容器应符合《特种设备安全监察条例》《压力容器安全技术监察规程》

和《钢制压力容器》的规定。

压力蒸汽灭菌器是医院消毒供应中心主要使用的灭菌设备。使用中通常根据灭菌器容积的大小分为大型灭菌器、小型台式灭菌器。根据灭菌器冷空气排出方式，又分为下排气式灭菌器和预真空式灭菌器。

1. 灭菌原理及适用范围

在一定压力下产生的蒸汽湿度高、穿透力强，能够迅速有效地杀灭微生物，使菌体蛋白凝固代谢发生障碍，导致细菌死亡。目前，压力蒸汽灭菌器仍为消毒供应中心使用的主要灭菌设备。压力蒸汽灭菌器适用于耐湿、耐热材料的器械灭菌处理，例如金属类、玻璃类、橡胶类等。

2. 压力蒸汽灭菌器的使用要求

（1）安全操作要求

压力蒸汽灭菌器属于压力容器，超压运行时有爆炸的危险。发生严重的蒸汽泄漏故障时人员容易受到伤害。因此，要求操作人员应具有安全工作意识，及时处理安全隐患。

① 灭菌器运行中操作人员应坚守工作岗位，认真巡视、观测、记录各参数运行中的变化，防止突发事故。

② 避免超温、超压的发生。落实安全附件（安全阀、压力表、温度表等部件）日常维护保养制度和措施，避免安全附件失灵或功能损坏。

③ 灭菌的温度、压力、时间等参数必须控制在允许范围之内，严禁超压超高温操作，严禁操作人员随意改变灭菌设备的工艺参数和程序。

④ 在手动开启蒸汽汽源阀门时，应平缓操作，防止压力突然升高，造成管路或压力容器材料脆性断裂而出现蒸汽泄漏、爆裂等事故。缓慢开启或关闭灭菌器柜门，并在关闭后和开启前确认门已达到规定位置和状态。

⑤ 严禁在压力容器运行时进行修理。例如，出现蒸汽泄漏现象，不得拆卸设备的螺钉、更换垫片等，避免产生更大的泄漏。停机修理时，关闭供

蒸汽源管路的阀门，灭菌器的内室压力应在大气压状态，压力表指针在"0"的位置。

⑥ 有效处理故障，及时上报灭菌器出现的隐患。根据制定的故障分类级别，明确采取紧急处理的措施和程序并及时上报。

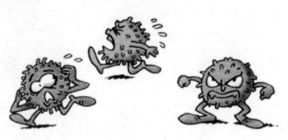

（2）维护及检查要求

压力蒸汽灭菌的维护及保养是确保设备正常运行的前提，操作人员应认真执行灭菌器维护制度，根据灭菌器厂商提供的使用说明进行设备维护及保养，并建立灭菌器维护、修理记录、灭菌器维护包括以下内容。

① 每天进行灭菌器门、仪表的表面擦拭，灭菌器设备间地面的清洁至少一次。

② 每天清理灭菌室内排泄口处滤网的杂质，避免灭菌器运行中杂质进入真空泵。

③ 每天运行前检查灭菌器门缝是否平整、完好，应无脱出和破损。

④ 每天应检查仪表指针的准确度，观察灭菌器运行停止后温度仪表、压力仪表指针是否归在"0"位；观察打印记录笔是否完好，并备有使用量的打印纸；观察蒸汽、水、压缩空气等介质管路和阀件有无泄漏；观察灭菌器运行指示灯是否完好。一旦发现以上部件出现问题，不应使用灭菌器，经维护修理后方能使用。

⑤ 每周进行灭菌室内的清洁擦拭，彻底擦拭清理。

⑥ 每季度进行灭菌设备外部的清洁，避免积尘，缩短空气滤器的使用寿命。应避免元器件与连线和水接触，一旦湿水应擦干后方可接通电源。

⑦ 每季度应根据厂商建议，检查各连线的插座、接头是否松动，松动的应插紧。

⑧ 每6个月清理安全阀表面，根据厂商建议和提供的方法进行检查。

⑨ 每周检查清理蒸汽管路过滤器一次，记录结果。

⑩ 每年灭菌器进行年检一次，安全阀、压力表、温度表每年效验至少

一次，检查结果记录并留存。空气滤器应定期更换，并根据厂商的建议制定相应的更换制度。

3. 压力蒸汽灭菌器的操作技能

（1）灭菌器运行前操作

1）灭菌器安全检查

a. 接通电源；待机指示灯开启。

b. 接通供应蒸汽管线阀门或开启自发蒸汽；检查蒸汽管线、阀门无漏气。

c. 检查仪表完好，总汽源的压力表显示蒸汽指标为 0.30 ~ 0.60kPa；灭菌器压力表指针在"0"位。

d. 检查灭菌器门缝是否平整、完好，应无脱出和破损。

e. 灭菌设备处于备用状态。

2）灭菌预热

a. 观察仪表变化。

b. 当夹层压力表达到 205.8kPa、温度表达到 132 ~ 134℃时，预热程序结束。

c. B-D 测试、仪表观察、监测结果判定并记录。

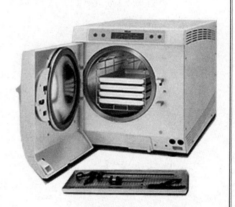

（2）灭菌物品装载操作

1）灭菌器操作前评估

a. 评估灭菌器已预热、运行前监测合格。

b. 评估灭菌方法对所装载物品的适用性。

2）器械装载检查

a. 具体操作见灭菌设备操作程序。

b. 下排气压力蒸汽灭菌器的装载量不应超过柜室容积的 80%。

c. 预真空和脉动真空压力蒸汽灭菌器的装载量不应超过柜室容积的 90%。

d. 抽检每层架 3 个或每个篮筐中 1 个物品包，检查包装标签应完整、字迹清晰，且包装清洁，闭合完好。填写灭菌记录表相关内容，记录灭菌物品和数量及灭菌锅号等信息。

e. 将物品缓慢推入灭菌器，关闭灭菌器柜门，启动灭菌程序。

3）操作注意事项

a. 灭菌物品摆放平稳。

b. 避免超载，防止湿包问题。

c. 根据需要，使用标识牌分类物品，利于灭菌后无菌物品发放和储存。

（3）预真空压力蒸汽灭菌器运行操作

1）灭菌器操作前评估

a. 评估灭菌器预热、运行前监测合格。

b. 评估灭菌方法于所装载物品的适用性。

c. 评估灭菌柜门关闭没有警示提示。

2）操作步骤

a. 根据所灭菌物品选择灭菌程序键。

b. 按启灭菌器运行键，灭菌器开始运行。

3）操作注意事项

a. 防止超热现象，温度不宜与预设温度相差超过 ±3℃；超过临界温度2℃时蒸汽不易凝结，穿透力减低而影响灭菌质量。

b. 禁止超压运行，符合安全操作原则。

（4）灭菌后物品卸载操作

1）灭菌物品卸载操作前评估

a. 评估灭菌器运行已结束。

b. 评估灭菌柜门可以打开，没有警示提示，灭菌室内压力表归"0"位。

c. 评估灭菌过程物理监测结果合格。

2）操作步骤

a. 打开灭菌器柜门。如是双门灭菌器，应打开灭菌卸载一侧的柜门，戴防护手套进行卸载。

b. 从灭菌器卸载取出的物品，放置冷却标识牌，冷却时间应＞30min。

c. 如灭菌批次进行生物监测，应取出监测包及时培养。

d. 确认灭菌器物理监测合格，填写物理监测记录表。

e. 及时卸载快速灭菌程序物品。

f. 及时进行移植手术器械生物监测，并设置监测中的标识。监测结果合格后才能够卸载存放或发放。急用移植手术器械，按紧急放行监测要求及时卸载发送物品，放入清洁的封闭箱中传送到使用部门。

g. 初步确认包外、包内化学指示物合格；检查有无湿包现象，防止无菌物品损坏和污染。

h. 卸载冷却后物品时必须检查每个包上的化学指示带颜色变化、有无湿包、包装是否清洁、闭合是否完好。

3）注意事项

a. 灭菌后物品在冷却时，应避开空调设施冷风口，避免湿包。

b. 卸载时无菌包掉落地上或误放到不洁处应视为被污染，必须重新灭菌。

c. 卸载前清洁洗手,戴防护手套,卸载中尽量避免用手直接接触无菌物品。

d. 灭菌物品必须冷却后才能使用塑料防尘罩（无菌保护罩）或其他封闭运送用具。

（5）灭菌器运行观测、记录

1）预热阶段及准备阶段

a. 在灭菌器运行记录表格中填写灭菌日期、灭菌设备号、灭菌程序、灭菌方法、灭菌物品数量、操作者。

b. 移植物灭菌填写专用灭菌记录单。

2）灭菌器运行阶段

a. 进入灭菌阶段时，记录观察的压力（一般设定为205.8kPa）和温度（一般预设为 132 ~ 134℃）。

b. 灭菌结束后复核物理监测的打印记录，复核以下内容：灭菌器脉动真空次数和曲线；脉动真空的高限和低限；灭菌阶段的温度、压力、时间；灭菌干燥时间；灭菌器运行开始和结束的时间。

c. 对照物理监测打印记录，可在灭菌器运行记录单填写以下信息：灭菌器运行时间、灭菌器运行结束时间、灭菌锅次、灭菌序号、灭菌程序号、灭菌开始时间、灭菌结束时间。

d. 填写灭菌监测结果，包括化学（BD❶）监测结果、生物监测或化学（PCD❷）监测结果，经质检员复核并签字。

e. 整合灭菌文档。将每日填写的灭菌器运行记录单、化学（BD）监测结果、生物监测结果（指示物化学标识）或化学（PCD）监测结果记录单、灭菌器运行曲线图表整合并存档。

f. 整理移植物灭菌记录单，填写记录监测结果。

---

❶ BD 是指用于检测预真空压力蒸汽灭菌器的冷空气的排除效果的试验。

❷ PCD 是指细胞内由于受到某种基因调控时所采取的一种主动的有序的死亡方式。

（二）环氧乙烷灭菌器

医疗机构中最常用的环氧乙烷（EO）灭菌器有两种，通常使用100%环氧乙烷"单次剂量"药筒的设备，或使用混合环氧乙烷罐或缸的设备。环氧乙烷灭菌器最好放在单独房间，隔离灭菌器的目的是尽量减少人员暴露的风险。

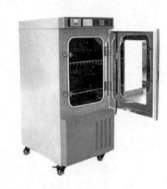

1. 灭菌原理及适用范围

环氧乙烷灭菌适用于不耐热、不耐湿的诊疗器械、器具和物品的灭菌，如电子仪器、光学仪器、纸质制品、棉纤和化纤制品、塑料制品、木制品、陶瓷及金属制品等诊疗用品，以及器械厂商特别说明要用环氧乙烷灭菌的物品。不适用于食品、液体、油脂类、滑石粉等的灭菌。

2. 环氧乙烷灭菌器的操作

（1）灭菌器运行前检查

① 检查灭菌设备电源保持在接通状态。检查压缩空气源的压力值，应达到厂商要求的技术标准。

② 根据所用设备进行特定的设备检查。

（2）灭菌物品装载检查

① 灭菌物品必须彻底清洁和漂洗，清除黏膜、血渍和其他有机物，并烘干物品，去除水滴。选用适合环氧乙烷灭菌的包装材料对灭菌物品进行打包。

② 待灭菌物品应放在灭菌器金属网篮中灭菌。金属不吸收环氧乙烷，使用金属架或篮能够更安全。

③ 装载的灭菌物品应留有间隙，物品装载量应依照厂商的推荐进行操作。较重的物品不能叠放；纸塑包装袋子应竖放。

（3）运行程序

环氧乙烷灭菌器的特定程序（周期）大多是由以下阶段组成的：准备阶段（预热、预真空、预湿）；灭菌阶段（刺破气罐、灭菌、排气）；通气阶段；灭菌过程完成、通气。

1）准备阶段

a. 真空。在短期内抽部分真空，从腔内和装填物品包装内去除大部分残留空气，达到真空时，将水蒸气注入腔内，扩散到整个装填物中，开始一段时间为调节期，此期间装填物达到预设相对湿度和预设温度。

b. 充气。环氧乙烷气体或气体混合物作为灭菌剂进入腔内，并达到灭菌浓度等条件。

2）灭菌阶段 灭菌器维持预定时间的暴露期。在此期间，腔内装填物保持灭菌浓度、相对湿度、温度及适当压力。暴露期结束后，进行最终的抽真空（被称为清除周期），从腔内去除气体或气体混合物，并将其排到外部大气中，或排到设备中将环氧乙烷转化为无毒化学品。

3）通气阶段 环氧乙烷排空后，灭菌器将新鲜空气经可滤除细菌的空气滤器，抽入灭菌室内，置换环氧乙烷的残留气体并重复进行，空气置换持续至少 10min。这时一些机器开始腔内通风换气阶段，不用移动灭菌包到单独的通风腔就可完成通风。

4）运行结束 在空气清洗或腔内通风期结束时，机器回到大气压，可听见或可看见的指示物发出周期结束的信号。有些灭菌器会在门打开之前一直继续过滤空气清除的过程。

（4）卸载

① 环氧乙烷灭菌的物品都必须通风解析后使用。典型的通风温度及时间是 50℃时 12h、55℃时 10h、60℃时 8h。解析时设备输入的空气应经过高效过滤（滤除 ≥ 0.3μm 粒子 99.6% 以上）。大部分由环氧乙烷灭菌的物质都会不同程度地吸收环氧乙烷气体（除金属及玻璃以外），有些物质会比其他物质吸收和残留更多的环氧乙烷。一般来说，通风时间是在给定温度下根据最难通风的物品及包装材料来设定的。即使金属和玻璃材质的器械本身不吸收环氧乙烷，因为包装会有残留也需确认环氧乙烷排除通风时间。紧急状态（危及病人生命和肢体），金属和玻璃材质的器械可采用设备厂商推荐的最短通风时间和程序，经通风排残后即可使用。若灭菌失败，必须对器械重新灭菌，重新包装时必须在处理前通风。

② 每个周期结束时，必须检查灭菌运行打印记录的所有灭菌参数，包括时间、温度、湿度以及通风时间等，并由检查者记录 100% 纯环氧乙烷的灭菌器，灭菌参数。其他类型环氧乙烷灭菌器灭菌参数见下页表。其他类型

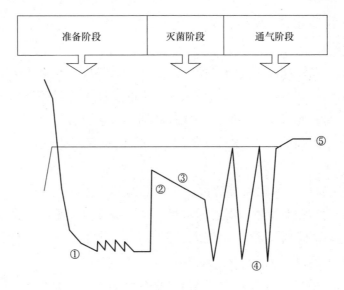

| 准备阶段 | 灭菌阶段 | 通气阶段 |

环氧乙烷灭菌曲线

①—抽真空；②—灭菌剂进入腔内；③—灭菌阶段暴露；④—通气阶段；⑤—运行结束

环氧乙烷作用浓度	灭菌温度	相对湿度	灭菌时间
450 ~ 1200mg/L	37 ~ 63℃	40% ~ 80%	1 ~ 6h

环氧乙烷灭菌器灭菌参数符合《医疗机构消毒技术规范》的规定。

③ 操作人员应始终依据设备及灭菌器、通风装置厂商的说明。许多较新型的环氧乙烷灭菌器都可进行腔内通风，解析过程可在环氧乙烷灭菌柜内继续进行，这一步骤是在灭菌周期结束后立即发生的。

④ 使用通风设备不要超载，物品之间和物品与灭菌器内壁之间都要留出2.5cm的空间，利于空气自由循环。操作者应将通风周期的日期及完成时间记录下来。在整个周期完成前不能打开通风装置。

⑤ 对于使用100%环氧乙烷气筒的灭菌器，每次周期用过的空气筒都必须从灭菌器中取出并在处理前通风。若灭菌物品是在灭菌器室内通风的，则将其留在腔中。通气结束后气罐可作为非易燃废物丢弃。

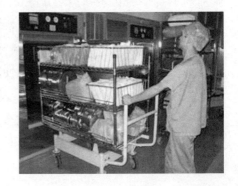

⑥ 全部卸载工作完成后，操作人员应洗手，以去除可能残留的环氧乙烷。

（5）监测

① 环氧乙烷灭菌质量监测包括物理监测、化学监测、生物监测。

② 灭菌器运行过程中均受到设备自动系统的监控，每次循环结束打印出记录的过程参数及运行状况。打印记录的参数可满足物理监测的要求，以及证明灭菌装置提供的灭菌保证水平的稳定性。

（6）注意事项

① 残留环氧乙烷排放应遵循生产厂家的使用说明或指导手册，设置专用的排气系统，并保证足够的时间进行灭菌后的通风换气。

② 应根据厂商建议定期进行工作环境等残留物测试。在每日 8h 工作中，环氧乙烷浓度应不超过 $1.82mg/m^3$。灭菌后经过解析物品残留环氧乙烷应≤ $10\mu g/g$。不应采用自然通风法进行解析，防止医疗工作者过度暴露于环氧乙烷气体。

③ 环氧乙烷灭菌器及气瓶或气罐应远离火源和静电。气罐不应存放在冰箱中。

④ 环氧乙烷灭菌设备应安装排气管道系统。灭菌器必须连接在独立的排气管路上；排气管应用环氧乙烷不能通透的材料如使用铜管等；排气管应导至室外，并于出口处反转向下；距排气口 7.6m 范围内不应有任何易燃易爆物和建筑物的入风口如门或窗；排气管的垂直部分长度超过 3m 时应加装集水器。

⑤ 职业者吸入环氧乙烷气体超过暴露时间和浓度会有导致健康危害的危险，其中包括可能致癌、致畸、致突变。此外，急性的过度暴露可导致眩晕、呼吸窘迫、恶心、呕吐及头痛。

⑥ 使用环氧乙烷气体灭菌应在密闭的环氧乙烷灭菌器内进行，灭菌器应取得卫生部卫生许可批件。应符合 WS 310 和《医院消毒技术规范》等规定。

⑦ 应对环氧乙烷工作人员进行专业知识和紧急事故处理的培训。

（7）表格记录及使用

环氧乙烷灭菌监测记录主要包括：灭菌器设定的温度和灭菌时间；生物监测、（标准测试包）包内卡监测结果；灭菌结束后记录仪打印结果中复核灭菌开始时间和灭菌结束时间。记录内容和监测结果存档。

（8）设备维护及故障排除

① 设备维护及故障排除参考设备厂商操作、维护手册。

② 每天进行灭菌设备灭菌室内壁、灭菌室出口处边缘、灭菌器门的内面、灭菌器的外面、门缝的清洁擦拭和清理。

③ 压缩空气管道的过滤器每天工作开始之前，排去积存在过滤器集液瓶中的水和油。根据厂商建议更换油水分离器的粗滤芯和细滤芯。不洁净的压缩空气将导致过滤器的滤芯早期失效，并有可能导致灭菌器故障，严重的将有可能造成环氧乙烷泄漏，使操作人员接触到环氧乙烷气体。

④ 100% 环氧乙烷气体的新型灭菌器，使用一套报警故障显示系统和代码检索表，为操作人员提供灭菌器的状态信息。如果出现报警代码，灭菌器不会中断运行，只是警示操作人员灭菌器处于特殊的状态。如果出现故障代码，灭菌器将中断灭菌过程。

（三）过氧化氢等离子体灭菌器

1. 灭菌原理及适用范围

过氧化氢等离子体灭菌属于低温灭菌技术，等离子体是某些气体在电磁场作用下，形成气体放电及电离而产生的。低温过氧化氢气体等离子体灭菌装置，首先通过氧化氢液体经过弥散变成气体状态后对物品进行灭菌，然后再通过产生的等离子体进行第二阶段灭菌。等离子过程的另一个作用是加快和充分分解过氧化氢气体在物品和包装材料上的残留。

目前常用的过氧化氢等离子体灭菌器，工作温度为 45 ~ 55℃，灭菌周期为 28 ~ 75min，具有液晶屏显示、报警装置和打印功能。排放产物为水和氧气。灭菌后物品可以直接使用。

可用于金属和非金属器械灭菌处理，包括内镜、某些陶瓷和玻璃制品及其他不耐湿热器材的处理，如外科使用的电线、电极和电池等。

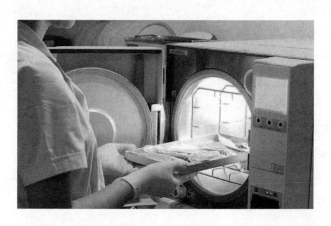

2. 过氧化氢等离子体灭菌器的操作技能

过氧化氢低温等离子体灭菌操作程序包括灭菌前准备、灭菌物品装载、灭菌过程监测、灭菌物品卸载。

（1）灭菌前准备

1）供电　电压 220V 或 380V，具体请参阅厂家说明。

2）辅助设施情况　无（水、气）辅助设施特别要求。

（2）灭菌器运行前检查

1）电气检查　确保设备的电气连接正常并符合厂家的要求；正确连接电源，切勿使消毒灭菌装置拔下插头或关闭的时间超过 24h 或按照厂商要求执行。如果关闭消毒灭菌装置长达 24h 以上，那么请致电厂家获取指导。

2）过氧化氢卡匣或罐装液体检查　在启动循环前应按照消毒灭菌装置显示器上的信息更换空的或过期的卡匣。如果过氧化氢卡匣外包装上的化学监测指示条是红色的，那么切勿拆除卡匣包装的塑料外包装。红色表示卡匣可能已损坏，为了确信卡匣的质量请致电厂家；切勿从卡匣收集箱上取出用过的卡匣，请根据当地废物处理法规弃置密封的卡匣收集箱。未使用过的过氧化氢卡匣也是危险废物，因此也应依法规弃置。如果需要操作使用过的卡匣，那么应戴乳胶、PVC（乙烯基）或腈纶手套，切勿使手套接触脸或眼睛。对于罐装的过氧化氢液体，要保证过氧化氢储存在适合的环境条件下（有些需冷藏保存），并有足够的过氧化量来保证灭菌成功。

3）灭菌舱检查　切勿用磨料擦拭灭菌舱门部位。灭菌柜密封圈是保持灭菌舱处于真空状态的关键部件，切勿在门座或灭菌舱组件上使用粗糙的清洁工具，如线刷或钢制毛刷等，这可能会损坏密封圈真空密封。

（3）灭菌物品的装载

1）装载前检查　请参考厂家说明和推荐以确定物品是否可通过过氧化氢低温等离子体灭菌装置进行灭菌；切勿试图对不能在本产品中灭菌的物品或材料进行灭菌。将所有物品装载至消毒灭菌装置中之前必须彻底清洗、干燥。潮湿会减弱和影响电子和自由基杀灭微生物的作用，装载潮湿的物件可导致灭菌失败或循环取消；正确准备器械盒、包装袋及器械可最大限度降低或避免由装载相关的问题引起的循环取消。切勿在器械盒中使用泡沫垫，泡沫垫可能会吸收过氧化氢影响灭菌过程。进行软式内镜灭菌前，请与内镜制造厂商联系获取正确的清洗、灭菌信息，包括灭菌方式的确认和压力帽、防水盖的正确使用等，并参照灭菌器厂家的说明指引进行正确的灭菌模式选择。金属物品不能与灭菌器腔侧壁接触，否则灭菌过程将受到干扰。

2）装载　有间隔地排列物品确保过氧化氢的充分扩散。不正确装载灭菌装置可能会使循环取消和（或）生物指示剂阳性结果灭菌失败。切勿堆叠器械盒；切勿使任何物体等接触灭菌舱内壁、门或电极，接触可能会有损消毒灭菌装置或器械。在电极与装载物之间至少提供25mm的空间。具体操作见灭菌设备操作程序。

（4）灭菌监测

过氧化氢等离子体灭菌循环中的监测包括物理监测、化学监测、生物监测。

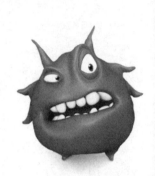

（5）灭菌后卸载

① 灭菌循环完成后即可打开门，灭菌后的物品不要求通风。确认灭菌监测结果合格后即可使用灭菌物品。

② 取出装载物后关闭舱门，以利于保持灭菌舱操作温度并使灭菌舱保持清洁。

（6）注意事项

① 灭菌前物品应彻底清洗、充分干燥。

② 注意选择推荐灭菌产品种类。过氧化氢等离子体可用于绝大部分材质产品的灭菌。对管腔类医疗器械的尺寸有要求，具体可见各厂家的说明书。对不符合要求的器械不应采用此种灭菌方法。

③ 不推荐灭菌的材质和产品。

a. 任何没有完全干燥的器材或者器械。

b. 任何液体的灭菌。

c. 任何油剂。

d. 任何粉剂。

e. 任何液体吸收性材料或者带有液体吸收性材料的器械或者器材。

f. 任何植物性纤维材质制造的器械或者器材，如棉布、布、纸、炭、纤维、纱布、棉球类等任何含有木浆材质（纤维素）的物品。

g. 任何有内部构件，如封闭性轴承，不能承受真空的器械或者器材。

④ 灭菌物品不能叠放，不应接触灭菌器的内壁。

⑤ 灭菌器应取得卫生部清毒产品卫生许可批件。

⑥ 过氧化氢本身具有较大刺激性，尤其在浓度较高时。按照美国职业健康协会（OSHA）的规定：过氧化氢 8h 时间加权平均暴露浓度 ≤ 1mL/L。灭菌后过氧化氢如果没有很彻底地分解和排除而仍然残留在包裹外甚至是器械上，将对医务工作者和患者造成职业暴露和健康的直接危害。

⑦ 过氧化氢直接接触眼睛可能造成无法治愈的组织损伤。如不慎入眼，用大量的水至少冲洗15 ~ 20min。如戴隐形眼镜，请取下，然后继续冲洗眼睛。冲洗眼睛后应立即就医。

⑧ 吸入过氧化氢雾可能使肺、咽喉和鼻受到严重刺激。如不慎吸入，应将吸入者移到空气新鲜的地方。

⑨ 过氧化氢直接接触皮肤可能造成严重刺激。完成循环后发现物品带有水分或液体时，应戴上耐化学药品腐蚀的乳胶、PVC（乙烯基）或腈纶手套。如衣服沾染过氧化氢，应立即脱下并用水彻底冲洗。

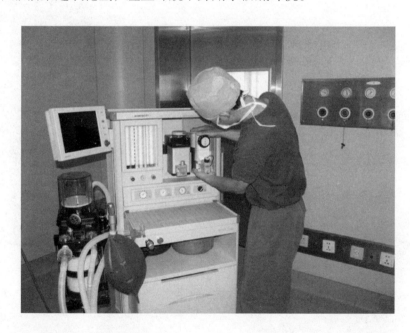

（7）设备维护及故障排除

① 依据设备厂商提供的操作手册和制度进行设备维护和故障排除。

② 每天使用清水或中性清洁剂进行灭菌器门、仪表的表面擦拭，注意勿使用研磨剂或粗糙的清洁工具，也勿使用酒精或其他高强度的清洁剂。每天清理灭菌器柜室内杂质。每天进行灭菌器设备间的台面、地面等环境清洁至少一次。

③ 每月进行灭菌设备柜体的清洁，避免积尘。应避免元器件与连线和水接触，一旦湿水应擦干后接通电源。根据厂商建议，检查各连线插座、接头是否松动，松动的应插紧。

④ 每年根据厂商的建议制定相应的元器件更换或再生制度，进行设备的定期维护保养。

⑤ 使用灭菌系统信息解决消毒灭菌装置故障。通常系统会提供不同的错误信息代码提示，根据代码可了解到错误信息的大致情况，并根据故障处理权限要求，由专职操作人员、专业工程技术人员或厂家的技术人员解决故障。

（四）甲醛蒸汽灭菌器

1.适用范围

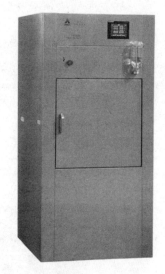

适用于不耐热诊疗器械、器具和物品的灭菌，如电子仪器、光学仪器、管腔器械、金属器械、玻璃器皿、合成材料物品等。一些精密贵重器械在灭菌前应认真阅读厂商关于适用灭菌方法的说明。

2.操作技能

低温蒸汽甲醛灭菌器以甲醛为灭菌介质，在特定的全自动预真空压力蒸汽灭菌器中，借助蒸汽的穿透作用进行灭菌。应遵循生产厂家的使用说明或指导手册进行操作。根据 EN 14180 要求低温甲醛蒸汽灭菌程序主要包括：测漏程序，去除空气（预真空）、湿化，灭菌介质注入，灭菌。

（1）灭菌装载

装载时，放置灭菌物品应留有一定的缝隙，以便使甲醛气体有效地接触物体表面。装载方法参考压力蒸汽操作。

（2）灭菌程序

① 正式灭菌前应首先运行测漏程序。

② 去除空气（预真空）、湿化：达到预热、空气移除、物品湿化的效果。

③ 灭菌介质注入。反复脉冲，甲醛注入，灭菌介质进入灭菌舱，进入管腔器械内；灭菌介质浓度达到平衡。根据低温蒸汽甲醛灭菌器的要求，采用2%复方甲醛溶液或福尔马林溶液（35%～40%甲醛）进行灭菌，每个循环的2%复方甲醛溶液或福尔马林溶液（35%～40%甲醛）用量根据装载量不同而异。常用气体甲醛作用浓度3～11mg/L；灭菌温度55～80℃；相对湿度80%～90%；灭菌时间30～60min（见下表）。

气体甲醛作用浓度	灭菌温度	相对湿度	灭菌时间
3～11mg/L	50～80℃	80%～90%	30～60min

④ 灭菌（灭菌介质平衡及维持）。灭菌过程应维持一定时间，杀灭微生物。

⑤ 后处理（甲醛无害化处理）。反复真空及蒸汽注入，去除灭菌舱内及物品表面（包括管腔内）的甲醛；再次反复真空，过滤空气注入，彻底去除残留的甲醛，冷却并干燥物品。

⑥ 压力平衡。进行压力平衡使灭菌舱内与外界压力一致后开门，取出灭菌物品。

（3）灭菌卸载

① 经过甲醛残留处理的物品，取出后可直接使用。

② 灭菌循环应该保证物品卸载是干燥的。

③ 灭菌质量监测应符合 WS 310.3 等标准。

（4）注意事项

① 应使用获得卫生部卫生许可批件的甲醛灭菌器进行灭菌，不应采用自然挥发的灭菌方法。

② 使用有效期内的灭菌剂，并应使用设备厂家配套或推荐的灭菌药剂和承载容器。

③ 灭菌包装材料应使用专用纸塑包装，不应使用可吸附甲醛或甲醛不易穿透的材料，如布类、纸类、聚乙烯膜、玻璃纸等。因为棉织物等多孔材料可吸附甲醛，降低灭菌剂的浓度水平。

④ 甲醛有一定的毒性，采用自然挥发的灭菌方法对环境和人体都会有一定影响。甲醛残留气体排放应遵循生产厂家的使用说明或指导手册，设置专用的排气系统。此系统可以将排出的蒸汽、冷凝水中的甲醛浓度降到对人员和环境无害的水平。当使用真空系统时，生产商应该说明能满足检查要求

的最低真空度。灭菌器运行时工作环境甲醛浓度应＜ 0.4mL/L，排水内甲醛浓度 0.5 ～ 20g/L，灭菌物品上的甲醛残留均值≤ 4.5 μg/cm^2。

⑤ 低温蒸汽甲醛灭菌器操作者应培训上岗，并具有相应的职业防护知识和技能。

第六节 储存与发放

一、无菌物品的储存

储存包含储存和保管两项工作。储存，有物品以备待用的含义。保管是保护物品在储备期间不受损害的过程。无菌质量特性决定了无菌物品储存及保管有其特殊的管理要求和控制污染的措施。

（一）储存原则

无菌储存区储存保管的无菌物品是由消毒供应中心处理的重复使用的无菌医疗器械、器具和部分一次性使用无菌器械等物品。无菌物品储存原则包括以下内容。

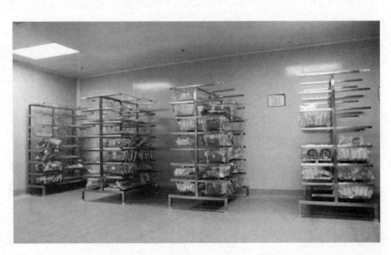

① 接触无菌物品前应洗手或进行手消毒。

② 质量验收和记录。无菌物品进入存放区应确认灭菌质量监测合格，并记录物品名称、数量等。每日复核备用无菌物品的有效期，杜绝出现过期物品。

③ 按照"先进先出"的原则摆放物品。

④ 建立基数，根据临床工作量建立各类无菌物品、抢救物品名目和数量。各类无菌物品每日清点并及时补充，保证储备充足。重复使用器械的备量不低于 1∶2，即用 1 份、备 2 份物品量。一次性物品采购流程的工作周期较长，根据医院规模和任务定额预备常规器材。急救物品的储备根据医院规模和承担急救任务量定额。

⑤ 物品摆放位置规格化，能够存取方便。可设柜架号、层次号、位置号，依据物品分类目录、储备量而定。可根据备用物品用途进行位置的规划，例如专科使用器械、急救物品器械等。通过固定位置利于存取方便。

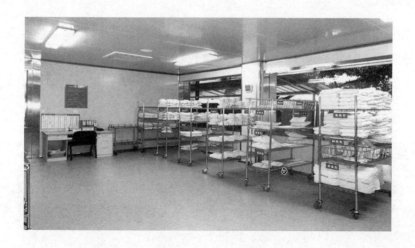

⑥ 灭菌后物品应分类、分架存放在无菌物品存放区，不应堆放或混放。通常灭菌包应分为手术器械包类、手术敷料包类、病区通用的无菌包类、专科无菌包类、低温灭菌包类、紧急突发事件和抢救用无菌包类、一次性无菌物品类、贵重物品类等。手术器械包摆放一般不超过两层，同类名称的器械宜放置在同一层架上或同一灭菌篮筐内储存；手术敷料包应和手术器械包分开层架码放；病区普通诊疗包应分类放置在同一层架上或同一灭菌篮筐内储存；较小、不规则的无菌包应分类放置在固定的容器中储存。

一次性使用无菌器材应去除外包装，避免外包装污染无菌物品储存环境。中包装存放的一次性无菌物品，储存时间不宜过长，以免包装外面有积尘的污染。

⑦ 消毒物品应在清洁区储存保管。消毒物品应设专架存放，并设置标识，标识应醒目清楚。消毒用物品应保证干燥彻底，必须包装后储存，避免细菌繁殖或受到真菌污染。

⑧ 安全管理措施。认真执行灭菌物品卸载、存放的操作流程；储存中应保护无菌物品不受污染和损坏，周转使用率低和急救物品有防尘措施；搬运无菌物品必须借助专用的篮筐、车。无菌物品放在不洁的位置或掉落地上应视为污染包，不得使用。

（二）环境与设施

1. 一般环境要求

无菌物品存放区温度＜24℃，相对湿度＜70%。无菌物品储存环境保持清洁整齐，内部通风、采光良好，无可见的灰尘。每日定时清洁整理地面、台面至少2次。专用无菌电梯卫生每日至少1次，天花板、墙面卫生至少每月1次。

2. 储存设施

消毒供应中心进行无菌物品储存、运输时必须借助专用的设施，包括储物架（柜）、车、塑料封闭箱等。禁止将无菌物品放置在规定区域或专用设施以外的地方，以防止污染，保证安全。

无菌物品储备设施宜选用耐腐蚀、表面光滑、耐磨的材质，如不锈钢等材料。无菌物品存放架或柜应距地面高度20～25cm。与地面保持一定的高度可降低灰尘的污染，易于清洁整理，离墙5～10cm的距离，避免无菌物品接触墙被污染，因墙面材料宜受湿度和温度的影响，易产生真菌等。设备与天花板应保持50cm距离。

无菌物品存放可使用开放式的架子或封闭式的架子。开放式的架子是常用的方法，易于保持清洁，便于取物；使用带轮子的活动车架储存兼有储存和运送的功能。使用中可覆盖防尘罩防止无菌物品被污染。使用封闭的柜子或容器，易于储存周转较慢的无菌物品。无论采用以上哪种方式储存物品，都必须关注储存期间影响无菌有效期的相关事件，避免无菌包被环境中的水、潮气、尘粒污染以及不适当的搬运方法造成包装破损所致的污染。

3. 标识种类及用途

无菌物品储存管理使用标识，利于达到物品分类、固定放置的管理要求，便于快速、准确地拿取无菌物品。一般可设柜架号、层次号、位置号或无菌物品名称标识。

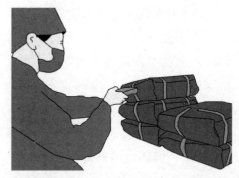

① 柜架号。设置固定的储存架或柜标识牌，限定物品使用的柜架。

② 层次号。设置固定的储存架或柜标识牌，限定物品使用的柜架的层次。

③ 位置号（或物品名称标识牌）。设置固定的标识牌，限定物品放置的位置。

④ 无菌物品包的名称与放置应与柜架号、层次号、位置号相对应。

（三）质量及要求

1. 无菌物品储存效期

根据 WS 310.2—2016 中无菌物品储存效期的规定。

① 无菌物品存放区环境的温度、湿度达到 WS 310.1 的规定时，使用普通棉布材料包装的无菌物品有效期宜为 14d。未达到环境标准时，使用普通棉布材料包装的无菌物品有效期不应超过 7d。

② 医用一次性纸袋包装的无菌物品有效期宜为 30d。

③ 使用一次性医用皱纹纸、医用无纺布包装的无菌物品有效期宜为 180d。

④ 使用一次性纸塑袋包装的无菌物品有效期宜为 180d。

⑤ 硬质容器包装的无菌物品有效期宜为 180d。

2. 无菌物品质量检查及要求

无菌物品储存时应确认监测结果（物理监测、化学监测、生物监测）符合 WS 310.3—2016 灭菌质量要求。应进行包装完好性、湿包等质量检查。不符合标准的物品应分析原因，重新处理和灭菌。质量检查主要包括以下原则。

（1）确认灭菌质量监测应合格

物理监测质量不合格的，同批次灭菌的物品不得储存和发放。包外化学监测变色不合格的灭菌物品不得储存和发放。灭菌植入物及手术器械应每批次进行生物监测，生物监测合格后，无菌物品方可储存或发放，紧急情况时，可在生物 PCD 中加用 5 类化学指示物，5 类化学指示物合格可作为提前放行的标志，生物监测的结果应及时通报使用部门。

（2）确认无菌包装应合格

包装清洁，无污渍；包装完好，无破损；闭合完好，包装松紧适宜。

（3）确认无菌物品标签合格

无菌物品包有无菌物品标签，粘贴牢固；标签项目完整；无菌效期准确；字迹清晰。

（4）确认无菌物品没有湿包问题

湿包不能作为无菌包储存。

3. 湿包的界定方法

对每一个符合灭菌设备最大装载要求的敷料负载（7.5 ± 0.5）kg，灭菌前后的质量增加不超过 1%，同时没有可见潮湿。对每一个符合灭菌设备最大装载要求的金属负载（10 ± 0.1）kg，灭菌前后质量增加不超过 0.2%，同时没有可见的潮湿。不符合以上干度要求的物品为"湿包"。仅在物品包装外有明显的水渍和水珠，手感潮湿，且质量增加，称包外湿包。物品包内器械及容器内有水珠或包内敷料有明显水渍称包内湿包。

湿包应视为污染包，因为水分子能够破坏无菌包装的生物屏障，成为微生物的载体，造成包内无菌器械的污染。所以湿包不能作为无菌物品储存。

造成湿包的常见原因有：器械和物品超过重量或体积标准；灭菌装载不规范；设备及管线等部件问题影响蒸汽质量等。因此，无菌储存操作中应特别加强湿包问题的检查，灭菌的器械物品经冷却后，在进行卸载时检查每件物品包装外、纸塑包装物品（内）有无水迹、水珠、手感潮湿等情况，主要依靠目测方法判定湿包。

卸载时发现湿包问题，湿包应重新灭菌处理，并进行记录和原因分析。对于使用者发现的包内湿包问题应及时反馈消毒供应中心，其物品和器械不能再作为无菌物品使用，并进行问题记录和分析。

湿包不能作为无菌包储存。

4. 储存工作常用表格

根据无菌物品管理要求，选用工作表格。

① 类无菌物品基数清点，记录每日清点。表格项目主要包括日期、物品名称、数量、操作员签名。

② 手术器械灭菌物品记录表格项目主要包括日期、灭菌器编号、批次号、物品名称及数量、灭菌效期、主要操作员签名。

③ 手术敷料灭菌物品记录内容同上。

④ 专科、贵重器械灭菌物品记录表格项目主要包括日期、灭菌器编号、批次号、物品名称、灭菌效期、数量、主要操作员签名（包装、灭菌、发放等岗位人员）、接受物品科室、发放和接收人员确认或签字等。

⑤ 移植物及外来器械记录需生物检测合格后填写记录。紧急情况下按照紧急放行填写记录。内容主要包括日期、灭菌器编号、批次号、物品名称、灭菌效期、数量、主要操作员签名（包装、灭菌、发放等岗位人员）、接收物品科室、手术间患者姓名或手术名称等、发放和接收人员确认并签字等。

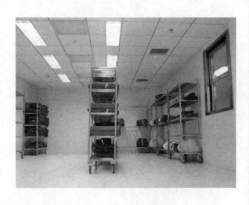

⑥ 一次性使用无菌物品接收记录（无菌物品储存区）主要记录日期、名称、规格、数量、生产厂家、生产批号、灭菌日期、失效日期等。

⑦ 一次性使用无菌物品出库记录主要记录日期、名称、规格、数量、生产厂家、生产批号、灭菌日期、失效日期等。

（四）储存操作

1. 常规无菌物品储存

（1）操作前准备

① 环境准备。存放架或搁物柜保持清洁、干燥，无杂物，操作开始30min 前停止清扫。

② 人员准备。换鞋，戴帽，着专用服装，洗手。

③ 物品准备。根据无菌物品卸载量准备卸载车、篮筐、存放架或搁物柜、手消毒液。

（2）操作步骤

① 评估灭菌器运行停止。

② 有可遵循的操作规程。

（3）灭菌物品冷却

从灭菌器中拉出灭菌器柜架，放于无菌储存区进行冷却并设置"冷却"字样的标示牌，冷却时间应 > 30min。

（4）确认灭菌质量

检查物理参数合格；检查包外化学指示物变色合格；从灭菌器柜架上取下已冷却物品时，检查有无湿包；检查包装完好性和闭合性；检查无菌标识。

（5）物品储存放置

按照无菌物品名称、编号、灭菌日期的先后顺序放置在固定位置。清点储存物品的名称、数量并记录。

（6）操作注意事项

① 注意手的卫生，接触无菌物品前应洗手或手消毒，手部不佩戴戒指等饰物，防止划破外包装纸。

② 保证足够的冷却时间，防止产生湿包。

③ 无菌包潮湿、包装破损、字迹不清、误放不洁处或掉落地面等都应视为污染，必须重新处理和灭菌。

④ 发现灭菌质量问题及时反馈给灭菌人员和相关负责人。

⑤ 手术器械、敷料包的搬运应使用器械车。器械篮筐或手术器械箱搬运中应平移，防止器械碰撞和磨损。

（7）操作记录表格列举

① 无菌物品储存基数清点记录。

② 手术器械灭菌物品记录。

③ 手术敷料灭菌物品记录。

④ 专科器械灭菌物品记录。

⑤ 贵重器械灭菌物品记录。

2. 一次性无菌物品储存

（1）操作前准备

① 环境准备。存放架或搁物柜保持清洁、干燥，无杂物，开始操作30min前停止清扫。

② 人员准备。操作人员符合着装要求，并洗手或手消毒。

③ 物品准备。一次性无菌物品、卸载车、存放架或搁物柜、手消毒液等。

（2）操作步骤

1）操作前评估

a. 有可遵循的操作规程。

b. 评估一次性灭菌物品运输装载安全、稳妥。

2）库房人员确认产品资质符合规定

a. 一次性使用无菌物品入库前需确认产品验证是否具备省级以上卫生或药监部门颁发的《医疗器械生产企业许可证》《工业产品生产许可证》《医疗器械产品注册证》《医疗器械经营企业许可证》等，进口产品还要有国务院（卫生部）监督管理部门颁发的《医疗器械产品注册证》。

b. 属于三类医疗器械的一次性无菌物品应有热原和细菌监测报告，妥善保留资料以备查证。

3）验收产品质量

a. 库房专职人员应检查每箱产品的检验合格证、灭菌标识、产品标识和失效期。

b. 认真检查每批产品外包装，外包装应包装严密、清洁，无破损、变形、污渍、霉变、潮湿等质量问题。

c. 登记每批到货时间、批号、失效期、数量、品名、规格、厂家及送货人签名等。

4）一次性无菌物品入库储存操作

a. 按照类别、灭菌日期先后顺序分类、分架存放在固定位置。

b. 一次性无菌物品进入无菌储存区时，由专人负责拆除大包装。以中包装形式传送到无菌物品储存区。记录出库物品的批号、失效期、数量、品名、规格、厂家等。

5）无菌储存区人员接收、储存操作

a. 无菌储存区储存人员接收无菌物品后，按效期先后顺序存放，不同种类不同型号分类放置。

b. 清点、记录接收物品的批号、失效期、数量、品名、规格、厂家等。

（3）操作注意事项

① 定时核查掌握各类、各型号用品基数和有效期，合理安排供应，避免因超量储存出现过期物品。

② 专职人员负责一次性物品的验收入库。

（4）操作记录表格

① 库房人员记录　一次性使用无菌物品出库记录。

② 无菌储存区人员记录　一次性使用无菌物品储存记录。

③ 注意手的卫生，接触无菌物品前应洗手或手消毒，手部不佩戴戒指等饰物，防止划破外包装纸。

二、无菌物品的发放

无菌物品发放是指将储存的无菌物品发放至使用部门时进行的无菌物品质量确认检查、配装、运送等操作。

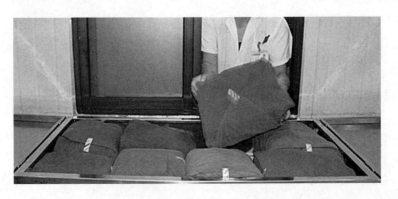

（一）发放原则

无菌物品发放是实施无菌物品供应和服务的过程。在这个过程中：一是把好无菌物品质量关，保证使用的安全；二是及时、准确、完好地将无菌物品发送至临床，满足医疗、护理工作的顺利开展，为病人抢救和突发事件提供无菌器械、器具和物品的保障。无菌物品发放应遵循以下原则。

① 无菌物品发放时应遵循先进先出的原则，先储存的物品先进行发放使用。

② 建立严格的查对制度，发放时应确认无菌物品的有效性。植入物及植入性手术器械应在生物监测合格后方可发放。

③ 建立无菌物品下送服务制度，及时供应无菌物品；根据临床无菌物品需求，建立常规物品（一次性无菌物品）、专科物品（手术器械等）、急救物品、突发事件所需物品等供应服务方式；通过预约申请单、紧急请领单、网络申请、污染回收清点单等方式，准备临床需要的无菌物品。

④ 各类物品发放记录应具有可追溯性。

⑤ 建立无菌物品质量问题的反馈制度，持续改进工作质量。

⑥ 运送无菌物品的器具应清洁、干燥。

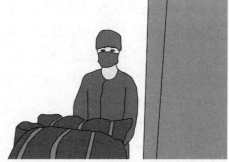

（二）准备及要求

1. 供应工作准备

消毒供应中心无菌物品供应方式主要有两种，即按需分配方式、按基数标准分配方式。无论何种方式消毒供应中心都应将无菌物品送至临床。

（1）按需分配方式

根据临床用后器械回收量进行供应。

① 根据回收物品记录或污染区器械回收清点核查，产生无菌物品申请

单。然后传至无菌储存区的人员进行分配、发放。

② 根据使用部门临时预约申请单分配和发放无菌物品。侧重无菌物品的借用或急救物资的供应。也可通过网络传送申请表，或由使用部门直接到消毒供应中心领取。

③ 根据手术室手术通知单制订无菌手术器械、敷料等器材的申请单。通常申请单在使用的前一天递交到消毒供应中心。消毒供应中心可采用运转车准备物品，即每台手术需要的器械、敷料等无菌器材集中装放在一个车上，并注明手术房间、手术名称等信息，通过专用电梯或货梯运送到手术室。

（2）按基数标准分配方式

适用于网络化无菌物品供应及管理。在使用部门建立无菌物品基数，通过网络消毒供应中心可查询手术室等使用部门基数的变化，及时进行物品的补充。

2. 发放物品的质量查对及准备

无菌物品发放时应严格执行查对制度。基本要求是"三查"，即物品储存时查、发放时查、发放后查。依据领物申请单或发放单核对发放物品。包括6项核对：核对物品名称、核对灭菌效期、核对灭菌标识、核对数量、核对科室、核对签名。具体应注意以下要求。

（1）物品名称

核对无菌物品的名称，标识应字迹清楚、容易识别。

（2）核对包装质量

检查纺织物、无纺布及一次性医用皱纹纸的包装封口胶带长度、闭合的完好性；纸塑包装的封口处是否平整，压封是否紧密和连续；硬质容器的锁扣是否连接紧密、热敏锁是否弹开等。

（3）灭菌质量再确认

检查包外化学指示剂变色情况。

（4）数量

根据发放清单检查所发物品的数量是否准确。

（5）外来器械

发放前应检查公司名称和器械名称是否吻合；使用部门及地点；运送要求及方式等。

（6）无菌效期

核对灭菌日期和失效日期。

（7）签名

主要包括包装者等签名。

（8）填写发放记录单

填写项目应完整。

3. 无菌物品发放记录及表格

无菌物品发放表格和申领表格可以联合使用或分开使用。无菌物品发放和接收的人员应确认或签名，双方认可。表格填写项目应完整、字迹工整，应具有可追溯性，保存备查 3 个月以上时间。常用的物品发放的记录内容如下。

① 各类无菌物品发放记录。

② 无菌手术器械发放记录。

③ 无菌手术敷料发放记录。

④ 无菌专科、贵重器械发放记录。

⑤ 植入物及手术器械和外来器械记录。

⑥ 一次性使用无菌物品出库记录。

⑦ 召回物品记录，用于不合格物品召回的记录。

记录中特别填写发放量、已使用量、回收量，以便根据使用情况进行干预措施。

（三）发放操作

1. 发放用品准备

无菌物品发放、运输应采用封闭方式，即使用封闭的车或塑料箱。

（1）封闭箱

发放前认真检查盛装无菌物品的容器是否严密、清洁，有无破损、污渍、霉变、潮湿；严禁将无菌物品和非无菌物品混放；封闭箱应标明接收物品的部门等，防止错发；运送中封闭箱应保持关闭状态，防止污染；盛装无菌物品的容器每天清洗一次，干燥备用。视污染情况进行消毒，选用物理消毒或化学消毒。

（2）运转车

无菌物品可直接装入专用运转车，也可将无菌物品装放在运转箱中，再放入运转车内运送发放。运转车应有编号等标识，标明发放的病区或部门。运转中车门应保持关闭；运转车每天彻底清洗 1 次，干燥备用。视污染情况进行消毒。

（3）专用电梯发放

消毒供应中心和手术部门可使用专用电梯发放、运输无菌物品。可使用转运车或转运箱。

（4）传递窗发放

临时或特殊情况下，可在无菌物品储存区传递窗口直接发放无菌物品；领取无菌物品后应放入封闭容器中传送。

2. 常规无菌物品发放

临床科室常用的器械，如缝合包、清创包、腰穿包、骨穿包等在发放前装车（箱）的操作如下。

（1）操作前准备

① 环境准备。发放台、传递窗保持清洁、干燥、无杂物。

② 人员准备。工作人员进入该区，必须换鞋，着装符合要求，洗手或手消毒。

③ 物品准备。运转车、封闭箱、各类物品申领单、消毒干手液等。

（2）操作步骤

① 操作前评估。

a. 有可遵循的操作规程。

b. 确认有无菌物品使用科室申请单。

② 按规范着装，洗手，根据发放物品量准备运转车和运转箱。

③ 接收使用科室申领清单。

a. 检查无菌包外标识是否清晰、完整（有无包名、操作者、灭菌器编号、锅次、灭菌日期和失效日期）；检查包外指示胶带变色情况；检查有无湿包。

b. 分装无菌物品。根据科室申领计划清单发放分装物品。按无菌有效日期在前先发的原则进行物品装车（箱）。

④ 进行无菌物品分装后的核查。核对科室申领计划清单、回收清单发放登记是否一致。

（3）操作注意事项

① 每日实行专人专车负责制，发放时应确认无菌物品的灭菌质量和有效期。

② 严格按消毒隔离技术操作原则执行。凡发出的无菌物品，即使未使用过，也一律不得返回无菌物品存放区。

③ 无菌物品与消毒后的物品一同发放时，应有明确的标识，利于使用者辨识。消毒物品发放和分装时检查失效期。注意手卫生，取放无菌物品前后应洗手，禁戴首饰。

（4）操作记录表格

根据发放无菌物品种类使用并记录。

3. 常规手术器械发放

手术室常用手术器械，如剖腹、阑尾、清创等器械，以及骨科器械、眼科器械、肝移植器械、肾脏科器械等在发放前的操作如下。

（1）操作前准备

① 环境准备。发放台、传递窗保持清洁、干燥、无杂物。

② 人员准备。工作人员进入该区，必须换鞋，着装符合要求，洗手或手消毒。

③ 物品准备。运转车、封闭箱、篮筐、各类物品申领单、消毒干手液等。

（2）操作步骤

① 操作前评估。

a. 有可遵循的操作规程。

b. 确认无菌物品使用科室申请单。

② 按规范着装，洗手，根据发放物品量准备车辆和篮筐。

③ 接收手术室预约配置清单。

a. 根据手术室各配送清单分装无菌物品。

b. 分装无菌物品时应重点检查包外标识（包名、操作者、灭菌器编号、锅次、灭菌日期和失效日期）；检查包外指示胶带变色情况；检查有无湿包等。

c. 再次核对清单和分装物品是否一致，准确记录发放物品数量并确认和签名。

d. 用封闭运转车或封闭箱装放无菌物品，手术室接收物品的人员签名确认。

e. 无菌室储存区人员收集整理手术室发放清单，备查。特殊情况需列入交班内容。

（3）操作注意事项

① 严格质量检查，凡发出的无菌手术器械、敷料包，即使未使用过也不能再返回无菌物品存放区储存。

② 分装、搬运手术器械时应平稳，防止器械损坏；手术器械包，分装搬运时应双手托住器械两端的底部，或借助车移动。禁止用推、拉、托的方式移动无菌包，造成包装破损，尤其防止一次性无菌包装材料的破损。

③ 其他注意事项与常规器械发放要求相同。

（4）操作记录表格列举

① 无菌手术器械发放记录。

② 无菌手术敷料发放记录。

4. 一次性物品发放

主要是对一次性使用无菌注射器、输液器、输血器、导尿包等无菌物品的发放。

（1）操作前准备

① 环境准备。发放台、传递窗保持清洁、干燥、无杂物。

② 人员准备。工作人员进入该区，必须换鞋，着装符合要求，洗手或手消毒。

③ 物品准备。运转车、封闭箱、篮筐、各类物品申领单、消毒干手液等。

（2）操作步骤

① 操作前评估。

a. 有可遵循的操作规程。

b. 确认一次性无菌物品预约申请单。

② 按规范着装，洗手，根据物品发放量准备车辆和篮筐。

③ 根据各科室一次性使用无菌物品预约清单，准备物品。

a. 检查发放物品名称、规格、数量、有效日期。

b. 分装一次性无菌物品。

c. 物品分装后，再次核对预约申请单和物品。

④ 用封闭式运送车或容器装放无菌物品。

⑤ 回收整理预约清单，特殊情况交班。

（3）操作注意事项

① 凡发出的一次性使用无菌物品，即使未使用过，也不得再放回无菌物品储存区储存。

② 及时反馈使用过程中发生的不良事件，并立即停止使用，详细登记时间、种类、事件经过、结果、涉及产品单位、批号，汇报护士长和相关部门；及时封存取样送检，不得擅自处理。

（4）操作记录表格列举

一次性使用无菌物品发放记录应具有追溯性。

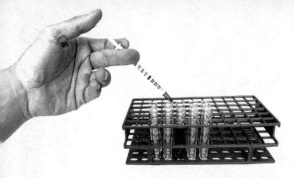

第四章

医院各部门消毒与灭菌流程

第一节 普通病房消毒管理

一、普通病房消毒管理原则

① 医护人员必须遵守医院感染管理的规章制度，遵守消毒灭菌原则，严格执行消毒、灭菌、隔离措施。

② 在感控科或疾控科的指导下开展预防医院感染的各项监测，按要求报告医院感染发病情况，对监测发现的各种感染因素及时采取有效控制措施。

③ 病人的安置原则应为：感染病人与非感染病人分开；同类感染病人相对集中；特殊感染病人单独安置。发现传染病病人，要按传染病的有关规定实行隔离或转院（科），并采取相应的消毒措施。普通病房不收治痰涂阳性病人，转结核病院；危重病人暂不能转出，最好安置在负压病房。

④ 接触病人时应实行"标准预防"的原则，做好个人防护，减少因职业暴露导致的医院性感染与损伤。

⑤ 建立健全日常清洁、消毒制度。

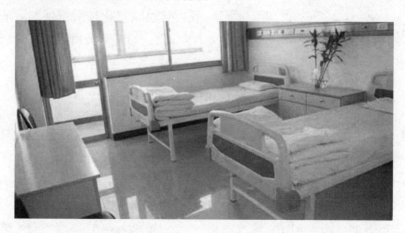

二、普通病房卫生消毒操作流程

① 病床应湿式清扫，一床一套（巾），床头柜应一桌一抹布，用后消毒，有污染的物体表面随时消毒。病人出院、转科或死亡后及时对床单位进行终

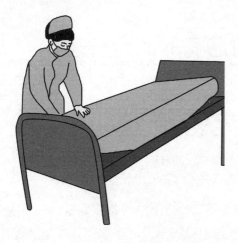

末消毒处理。消毒方法应采用合法有效的消毒剂，如复合季铵盐消毒液、含氯消毒剂擦拭消毒；或采用合法有效的床单元消毒器进行清洗和（或）消毒，如臭氧熏蒸消毒法、环氧乙烷熏蒸消毒法、流通蒸汽消毒法等。消毒剂或消毒器使用方法与注意事项应遵循产品的使用说明。

②病人的衣服、床单、被套、枕套每周更换一次，枕芯、棉褥、床垫、病床隔帘应定期清洗与消毒，被血液、体液污染时及时更换、清洗与消毒，消毒方法应合法有效；禁止在病房、走廊清点更换下来的衣物。无明显污染的衣物用洗涤剂加热 70℃在洗衣机内洗涤 25min 以上，漂洗干净即可。有轻度

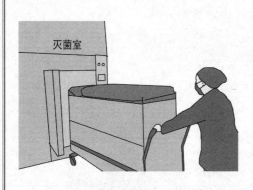

灭菌室

污染的衣物可以在含洗涤剂水中加热 90℃以上洗涤 30min 以上或用 500mg/L 有效氯清洗、消毒剂浸泡洗涤 30min 以上，漂洗干净。污染严重的工作服、衣物等可用氧化磷酸三钠水溶液浸泡 60min，然后洗涤，再浸泡于含消毒剂溶液内，于 70℃条件下在洗衣机内洗涤 25min 以上，漂洗干净即可。必要时用压力蒸汽或环氧乙烷灭菌法处理。

③病人生活卫生用品如毛巾、面盆、痰盂（杯）、便器、餐具饮具等，保持清洁，个人专用，病人出院、转院或死亡时进行终末消毒。消毒方法可采用中、低效的消毒剂消毒；便器也可使用冲洗消毒器进行清洗消毒。耐腐蚀的物品可采用 500mg/L 有效氯消毒剂浸泡或擦拭，最好用有去污能力的 84 消毒液；也可用 10g/L 过氧化氢溶液或 2000mg/L 过氧乙酸溶液浸泡 30min；不耐腐蚀物品可采用乙醇氯己定溶液或乙醇季铵盐溶液（70% 乙醇）浸泡或擦拭。推荐使用脱卸式拖头。

④病室、诊疗室、配餐室、厕所拖布专用，并用明显标记，清洗后分开放置，悬挂晾干，如擦拭血迹、呕吐物、排泄物先用 500mg/L 含氯消毒液浸泡，清洗后悬挂晾干。

⑤ 每天早上更换拖把头或在对大面积的血液或其他体液清洗后也需更换拖把头。使用后要清洗拖把头和抹布，重复使用前应晾干或者使用一次性可处理的拖把头和抹布。如果重复使用抹布或拖布，必须进行日常去

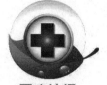

医疗垃圾
Medical Trash

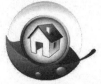
生活垃圾
Home Scrap

污，以防止在清洁过程中造成表面污染，微生物继而通过医务人员的手从这些表面转移到病人或器械上。

⑥ 医疗废物与生活垃圾分开装盛。对本科室所产生的医疗废物按分类目录正确分类，标识明确，装盛容器达 3/4 满，扎口紧实严密，写好中文标签，专人专线运送到医院指定的暂存处。感染性医疗废物置黄色有警示标识的医疗废物塑料袋内，防止流失、泄漏和扩散。隔离的传染病病人或者疑似传染病病人产生的生活垃圾均视为感染性医疗废物进行处理，并使用双层包装物及时密封，按规定进行处理。

三、普通病房医疗器械消毒操作流程

① 血压计袖带每周清洗一次，特殊污染随时清洁消毒，听诊器每日用 75% 乙醇擦拭，体温表消毒用 75% 乙醇浸泡 30min，擦干后备用。隔离病人体温表专用。

②非一次性导管，如胃管、导尿管、肛管用后应按去污染、清洗、灭菌的程序进行处理。一般用后放密闭转运盒内及时送供应室处理后备用（具体方法见前）。

③电动吸引器、胃肠减压器、洗胃机容器里的内容物消毒后倒掉，做到每日消毒清洗干净备用。密闭引流瓶用后可采用中效或高效消毒剂如含氯消毒剂、过氧乙酸、过氧化氢等消毒剂浸泡消毒，再刷洗干净，用双层布包裹送供应室灭菌。

④ 碘酒、乙醇应密闭保存，每周更换 2 次，容器每周灭菌 2 次。常用无菌敷料罐应每天更换并灭菌；置于无菌储槽中的灭菌物品（棉球、纱布等）一经打开，使用时间最长不得超过 24h，提倡使用小包装。

⑤感染性医疗用品遵循的清洗、消毒操作流程为：消毒→清洗→漂洗→酶洗→漂洗→干燥→分类→包装→再消毒（灭菌）。

⑥非感染性医疗用品清洗消毒操作流程为：清洗→漂洗→酶洗→漂洗→

干燥→分类→包装→灭菌。

⑦ 常用化学消毒剂：碘伏、乙醇、胍类消毒剂、季铵盐类消毒剂、含氯消毒剂、过氧化氢、过氧乙酸、戊二醛、邻苯二甲醛。

四、环境、物体表面消毒操作流程

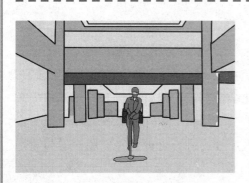

① 环境、物体表面应保持清洁，当受到肉眼可见污染时应及时清洁、消毒。

② 地面消毒

a. 医院地面经常会受到病人排泄物、呕吐物、分泌物等污染，若不及时清除，很容易造成致病微生物污染扩散。

b. 地面污染不明显，通常采用湿式清扫，每日用拖布蘸湿清水或清洁剂擦拭地面 1～2 次，可有效清除地面污物和部分微生物。

c. 地面受到明显污染，需要用化学消毒剂擦拭消毒。

d. 有明确感染性污染，如结核性污染物、肝炎病毒污染物等，需要用高效消毒剂进行清除消毒。

e. 地面消毒常用消毒剂推荐使用顺序：加入表面活性剂与缓蚀剂的含氯消毒剂、复方过氧化氢消毒液、含溴消毒剂、过氧乙酸、低水平消毒剂（不宜长期连续使用，以免造成抗力菌株形成）。

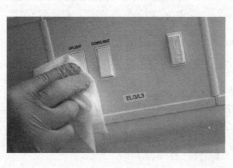

③ 墙面消毒

a. 医院墙面一般不需消毒，在一些特殊场所墙面需经常做清洁处理。

b. 墙面受到污染时，一般只对 2m 以下部分进行消毒处理。

④ 对治疗车、床栏、床头柜、门把手、灯开关、水龙头等频繁接触的物体表面应当每天进行清洁、消毒。室内用品如桌子、椅子、凳子、床头柜等的表面无明显污染时，采用湿式清洁。当受到明显污染时，先用吸湿材料去除可见的污染物，然后再清洁和消毒。

常用消毒剂推荐使用顺序：加入表面活性剂与缓蚀剂的含氯消毒剂、乙醇氯己定复合消毒液（乙醇含量不低于 60%，氯己定含量不低于 5000mg/L）、复方过氧化氢消毒液、含溴消毒剂、过氧乙酸。

⑤ 被病人血液、呕吐物、排泄物或病原微生物污染时，应根据具体情况选择中水平以上消毒方法；对于少量（＜10mL）的溅污，可先清洁再消毒；对于大量（＞10mL）血液或体液的溅污，应先用吸湿材料去除可见的污染，然后再清洁和消毒。

⑥ 人员流动频繁、拥挤的诊疗场所应每天在工作结束后进行清洁消毒。耐药菌及多重耐药菌污染的诊疗场所应做好随时消毒和终末消毒。

五、空气消毒操作流程

1. 有人情况下可选用的方法

① 首选自然通风；自然通风不良的宜采取机械通风。

② 集中空调通风系统。

③ 循环风紫外线空气消毒器或静电吸附式空气消毒器或其他获得卫生部消毒产品卫生许可批件的空气消毒器。

④ 空气洁净技术。

⑤ 获得卫生部消毒产品卫生许可批件、对人体健康无损害的其他空气消毒产品。

2. 无人情况下可采用的方法

① 紫外线灯照射消毒。

② 化学消毒，常用的消毒剂有过氧乙酸、过氧化氢、二氧化氯。

③ 用其他获得卫生部消毒产品卫生许可批件、适宜于超低容量喷雾器消毒的消毒剂进行喷雾消毒，其使用方法、注意事项等遵循产品的使用说明。

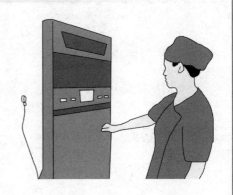

第二节 消毒供应中心的清洁与消毒

一、消毒供应中心管理原则

① 应采取集中管理的方式，对所有需要消毒或灭菌后重复使用的诊疗器械、器具和物品由消毒供应中心回收，集中清洗、消毒、灭菌和供应。

② 内镜、口腔诊疗器械的清洗消毒，可以依据卫生部有关的规定进行处理，也可集中由消毒供应中心统一清洗、消毒。外来医疗器械应按照《医院消毒供应中心 第2部分：清洗消毒及灭菌技术操作规范》（WS 310.2）的规定由消毒供应中心统一清洗、消毒、灭菌。

③ 消毒供应中心清洗、消毒与灭菌应遵照操作流程执行。

④ 消毒供应中心清洗、消毒与灭菌质量应纳入医疗质量管理范围。

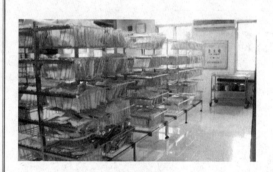

⑤ 结合医院实际，制定出本医院消毒供应中心各项管理规章制度，并接受医院感染管理部门和上级医疗行政部门的监督检查。

⑥ 应由专人负责消毒供应中心清洗、消毒与灭菌工作，并接受相关技术培训，持证上岗。

二、消毒供应中心硬件设施

1. 清洗消毒室通风

采用机械通风，以"上送下排"方式，换气次数 ≥ 10 次 /h。

2. 设备及设施

① 应配有污物回收器具分类台、手工清洗池、压力水枪、压力气枪、

超声清洗装置、干燥设备及相应清洗用品等。

②应配有带光源放大镜的器械检查台、包装台、器械柜、敷料柜、包装材料切割机、医用热封机及清洁物品装载设备等。

③应配有压力蒸汽灭菌器和无菌物品装载、卸载设备等。根据需要配备灭菌蒸汽发生器、热灭菌和低温灭菌装置。各类灭菌设备应符合国家相关标准，并设有配套的辅助设备。

④应配备无菌物品存放设施及运送器具等。

⑤个人职业防护装置（防护口罩、防护面罩、护目镜、洗眼器、防护手套、防水鞋等）。

3. 耗材要求

（1）清洁剂

应符合国家相关标准和规定。根据器械的材质、污染物种类，选择适宜的清洁剂。

1）碱性清洁剂　pH＞7.5，应对各种有机物有较好的去除作用，对金属腐蚀性小，不会加快返锈的现象。

2）中性清洁剂　pH=6.5～7.5，对金属无腐蚀。

3）酸性清洁剂　pH＜6.5，对无机固体粒子有较好的溶解去除作用，对金属物品的腐蚀性小。

4）酶清洁剂　含酶的清洁剂，有较强的去污能力，能快速分解蛋白质等多种有机污染物。

（2）洗涤用水

应有冷热自来水、软水、纯化水或蒸馏水供应。自来水水质应符合 GB 5749 的规定。

（3）灭菌蒸汽用水

应为软水或纯化水，纯化水应符合电导率（25℃）≤ 15 μS/cm。

4. 包装材料

包括硬质容器、一次性医用皱纹纸、纸塑袋、纸袋、纺织品、无纺布等，应符合 GB/T 19633 的要求。纺织品还应符合以下要求：非漂白织物；包布除四边外不应有缝线，不应缝补；初次使用前应高温洗涤，脱脂去浆、去色；

应有使用次数的记录。

三、消毒供应中心消毒与操作流程

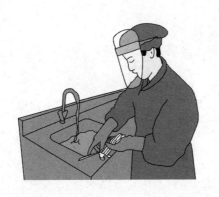

① 在去污区对回收的诊疗器械、器具和物品进行分类、盛装。

② 清洗方法包括机械清洗（全自动清洗消毒机）、超声波清洗（超声清洗机）和手工清洗。机械清洗步骤包括冲洗、洗涤、漂洗、终末漂洗，适用于大部分常规器械。超声波清洗主要用于清除医疗器械内小的碎屑。手工清洗适用于精密、复杂器械，有机物污染较重器械以及含有锈迹的器械的清洗。供应中心接收的医疗器械清洗要求尽可能将可拆卸部分拆卸，利于清洗。

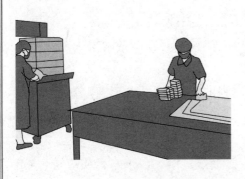

③ 清洗后的器械、器具和物品应进行消毒处理。方法首选热力消毒，也可采用 75% 乙醇、酸性氧化电位水或其他符合国家有关规定的消毒药械进行消毒。

④ 干燥宜首选干燥设备进行。金属类干燥温度 70～90℃；塑胶类干燥温度 65～75℃。

⑤ 器械检查与保养。在明亮条件下对器械、器具和物品进行检查，器械表面及其关节、齿牙处应光洁，无血渍、污渍、水垢等残留物质和锈斑；功能完好，无损毁。清洗质量不合格的应重新处理。

⑥ 包装包括装配、包装、封包、注明标识等步骤，器械与敷料应分室包装。手术器械应放在篮筐或有孔的盘中进行装配；盘、盆、碗等器皿要单独包装；剪刀和血管器械锁扣不应完全合拢，有盖的器皿应开盖；摞放的器皿应用吸湿布、纱布或医用吸水纸隔开；管腔类物品应盘绕放置，保持管腔通畅；精细器械、锐器等应采取保护措施。器械包装重量不宜超过 5kg，敷料包装重

量不宜超过 7kg。

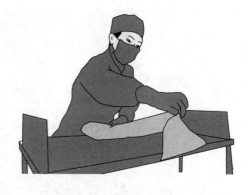

⑦ 封包。包外应设有灭菌化学指示物。高度危险性物品灭菌包内还应放置包内化学指示物；如果透过包装材料可直接观察包内灭菌化学指示物的颜色变化，则不放置包外灭菌化学指示物。闭合式包装应使用专用胶带，胶带长度应与灭菌包体积、重量相适宜，松紧适度。封包应严密，保持闭合完好性；纸塑袋、纸袋等密封包装的密封宽度应 ≥ 6mm，包内器械距包装袋封口处 ≥ 2.5cm。医用热封机在每日使用前应检查参数的准确性和闭合完好性。硬质容器应设置安全闭锁装置，无菌屏障完整性被破坏时应可识别。灭菌物品包装的标识应注明物品名称、包装者等内容，灭菌前注明灭菌器编号、灭菌批次、灭菌日期和失效日期，标识应具有追溯性。

⑧ 消毒供应中心对病房使用后的污染器材一般实行下收，定点回收，必须采用封闭式专用回收车，内装封闭装载箱，按规定走污染电梯，专人专车，工作人员应做好防护。经灭菌处理后的器械包及物品包实行定点供应，专车专人专用，运送车必须为全封闭式。

⑨ 无菌物品按以下要求进行卸载：从灭菌器卸载取出的物品，待温度降至室温时方可移动，冷却时间应 > 30min。检查有无湿包现象，防止无菌物品损坏和污染。无菌包掉落地上或误放不洁处应视为被污染。每批次应确认灭菌过程合格，包外、包内化学指示物合格。

四、消毒供应中心的消毒保障

1. 去污区管理

① 有感染症病人用过的医疗器械和物品，先消毒再进行分类、清洗。
② 病区使用后的器材、器具已成为医疗废物的一律不准带入消毒供应中心。

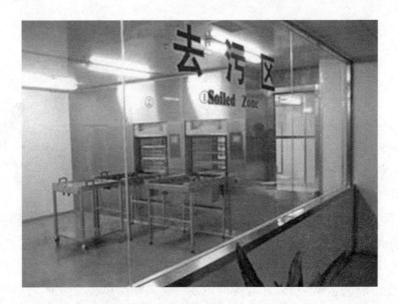

③ 该区工作人员应穿隔离衣，戴防护帽、手套、口罩，穿防护鞋。采用手洗人员还应佩戴目镜，操作前脱手套、脱隔离衣后均要洗手。

④ 每天班前班后进行 3 次卫生清扫，并进行空气消毒（紫外线灯照射消毒室内空气，每次照射 1h），卫生洁具专区专用。

2. 检查包装区管理

① 对未进行清洁处理的器械物品不准入内。

② 该区工作人员应穿清洁区工作服，穿清洁工作鞋，戴护发帽，操作前后均要确保手部卫生。

③ 每天班前班后卫生清扫并进行空气消毒，限制非工作人员进入该区，卫生洁具专区专用。

没有合格的包装 就没有合格的灭菌物品

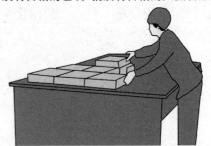

3. 无菌区管理

① 该区人员严格控制，人员进入应穿无菌隔离衣、戴护发帽、戴口罩、换鞋。

② 一次性灭菌器具进入必须用拆除外、中包装的中、小包。

③ 每日班后 2 次卫生清扫并进行空气消毒，卫生洁具专区专用。

4.应急管理

① 医院出现感染性疾病或严重传染病流行或暴发的情况下，出于应急医院的消毒供应中心应严格处理进入的污染物品。

② 所有回收器械物品均应先消毒后清洗。消毒供应中心预约供应一次性医疗器械及用品。

③ 供应中心的去污区发放窗口应经常擦拭消毒（采用500mg/L有效氯的含氯消毒液擦拭或采用1000～2000mg/L季铵盐类消毒液擦拭）。污染的室内空气和表面应急消毒可用含量1000mg/L过氧乙酸溶液，按10mL/m³用量进行气溶胶喷雾消毒。严格控制传染源进入供应中心。

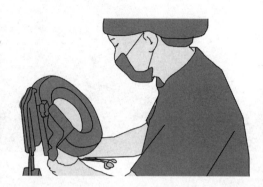

第三节　手术室的清洁与消毒

一、手术室消毒原则

① 手术室的建筑布局、功能划分及空气净化要求符合《医院洁净手术部门建筑技术规范》（GB 50333—2002）。

② 手术器械清洗消毒与灭菌工作由医院消毒供应中心进行；暂未实行消毒供应工作集中管理的医院，可由其手术室负责实施。

③ 手术室清洗、消毒与灭菌应遵照操作流程执行。

④ 手术室清洗、消毒与灭菌工作质量应纳入医疗质量管理体系。

⑤ 结合医院实际，制定出本医院手术室各项管理规章制度，并接受医院感染管理部门和上级医疗行政部门的监督检查。

⑥应由专人负责手术室清洗、消毒与灭菌工作，并接受相关技术培训，持证上岗。

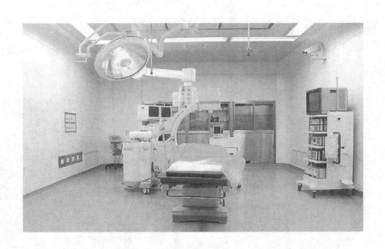

二、手术室消毒与灭菌设备配置

1.刷手间

应配置洗手池。洗手池设置在手术间附近，水池大小、高矮适宜，能防止洗手时水溅出；池面应光滑无死角，易于清洗；洗手池应每日清洁和消毒；洗手池应安装非手触式开关龙头，水龙头的数量应不少于手术间的数量；水质必须符合《生活饮用水卫生标准》（GB 5749）的规定。

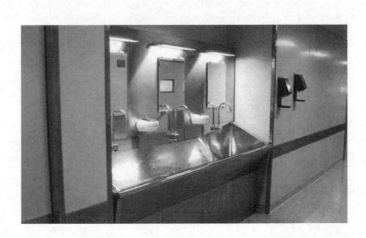

2. 清洗剂

用肥皂、皂液或具有良好洗涤功能的洗手液，选用非接触式出液方式。肥皂应保持清洁干燥；盛放皂液的容器宜为一次性使用，重复使用的容器应每周清洁与消毒。

3. 消毒剂

选用符合相关卫生法规的手、皮肤和物表消毒剂。手消毒剂的出液器应采用非手触式，消毒剂宜采用一次性包装，重复使用的消毒剂容器应每周清洁和消毒。使用中的清洁剂、消毒剂及干燥设施应不被污染，如有污染，发生变色及浑浊及时更换，并清洁、消毒容器。

4. 干燥装置与器材

无菌毛巾、无菌纸或其他相关吸湿性好的无菌材料。

5. 配备计时装置、洗手流程及说明图

计时装置、外科洗手和消毒方法流程及说明图应粘贴于洗手池旁，以及其他易于观察、醒目的位置。

6. 手术器具灭菌设备与监测器材

快速压力蒸汽灭菌器、环氧乙烷灭菌器、生物指示剂、化学指示卡和指示胶带。

三、手术室清洁消毒流程

1. 外科手消毒

（1）遵循原则
① 先洗手，后消毒。

② 不同病人手术之间、手套破损或手被污染时应重新进行外科手消毒。

（2）洗手方法

① 洗手之前应先摘除手部饰物，并修剪指甲，长度应不超过指尖。

② 取适量的清洁剂清洗双手、前臂和上臂下 1/3，并认真揉搓。清洁双手时应注意清洁指甲下的污垢和手部皮肤的皱褶处。

③ 流动水冲洗双手、前臂和上臂下 1/3。

（3）消毒方法

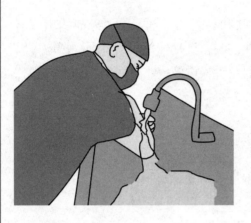

1）冲洗手消毒方法　取适量的手消毒剂涂抹至双手的每个部位、前臂和上臂下 1/3，并认真揉搓 2 ~ 6min，用流动水冲净双手、前臂和上臂下 1/3，无菌巾彻底擦干。流动水应达到 GB 5749 的规定。特殊情况水质达不到要求时，手术医师在戴手套前应用醇类手消毒剂再消毒双手后戴手套。手消毒剂的取液量、揉搓时间及使用方法遵循产品的使用说明。通常可选用 5000mg/L 碘伏消毒剂或 5000mg/L 氯己定醇溶液加入适当表面活性剂。

2）免冲洗手消毒方法　取适量的免冲洗手消毒剂涂抹至双手的每个部位、前臂和上臂下 1/3，并认真揉搓直至消毒剂干燥。手消毒剂的取液量、揉搓时间及使用方法遵循产品的使用说明。根据目前市场实际和理想条件，推荐复合碘皮肤黏膜消毒剂和含有不同浓度乙醇或异丙醇，辅以三氯生、氯己定、季铵盐类等消毒剂。

刷手消毒法流程：流水肥皂常规洗手—擦干—无菌刷蘸消毒剂刷手 2 ~ 3

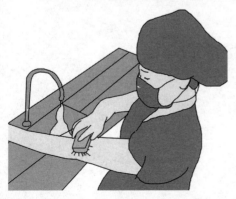

遍（每次更换刷子）—无菌巾擦干或晾干—戴无菌外科手套（消毒剂可选用 5000mg/L 碘伏消毒剂或 5000mg/L 氯己定醇溶液加入适当表面活性剂）。

3）刷洗后消毒法　在常规洗涤剂刷手基础上，水冲洗、擦干，取无菌纱布块蘸 5000mg/L 碘伏消毒剂 3 ~ 5mL 将手由指尖向上擦拭至前臂，更换纱布蘸取碘伏再擦拭一遍，无菌巾擦干，戴无菌手套即可。

2. 手术前病人皮肤黏膜消毒

（1）全身消毒

可在手术前 1 天先用洗涤剂做全身清洁处理，全身擦干后在含 50mg/L 碘伏温水中泡浴 15 ～ 20min，用无菌毛巾擦干，换上无菌病人隔离服即可。也可用其他消毒皂对全身皮肤擦洗 2 次以上。

（2）局部消毒

在手术前 1h 内进行，对局部皮肤做清洁处理，擦干后可用 5000mg/L 碘伏擦拭 2 遍。局部黏膜可用 500mg/L 碘伏溶液冲洗 2 遍。

（3）口腔黏膜冲洗消毒

在口腔手术之前或口腔炎症，可以用 250 ～ 500mg/L 碘伏溶液或 5000mg/L 氯己定溶液或 3000mg/L 三氯生溶液对口腔进行冲洗或擦拭 2 次。

（4）妇科黏膜冲洗消毒

进行妇科检查或治疗之前，必须选择 500mg/L、500 ～ 1000mg/L 苯扎溴铵水溶液或 5000mg/L 氯己定水溶液冲洗黏膜。

（5）伤口创面消毒

可采用 1000mg/L 碘伏溶液冲洗，或用 5000mg/L 碘伏溶液擦拭 2 ～ 3 遍；较深的盲管伤或贯通伤口可采用 3% 过氯化氢冲洗干净，再用 5000mg/L 碘伏擦拭消毒。此外，还可选用 1000mg/L 高锰酸钾溶液或 4% 硼酸溶液冲洗伤口。

（6）手术切口皮肤和黏膜消毒

① 碘酊乙醇双消毒。蘸 20 ～ 30g/L 碘酊的无菌纱球在手术部位由内向外擦拭 2 遍，若为感染或污染手术切Ⅶ则应由外向内顺序消毒，然后用蘸 75% 乙醇的纱球按同样顺序脱碘至少 2 遍。

② 碘伏消毒法。手术区域皮肤消毒可用蘸 2500 ～ 5000mg/L 碘伏溶液的无菌纱球由内向外均匀擦拭 2 ～ 3 遍，每次擦拭后更换纱球。消毒完毕，等待晾干或用无菌巾擦干即可。

3. 卫生手消毒

要求操作简单、作用快速和对致病菌有效。应该按照"六步法"进行，使得手卫生操作科学、规范。

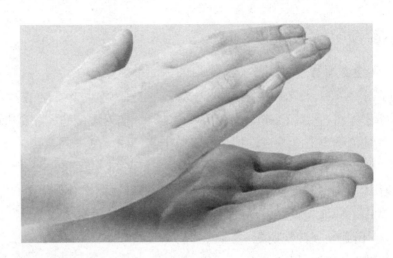

（1）卫生清洗法

基本过程是流水湿润—洗涤剂—流水冲洗—擦干，适合于一般岗位的医务人员。

（2）加消毒剂法

与卫生清洗法相同，只是在洗涤剂中加入了消毒剂，如含碘肥皂、含酚肥皂、含氯己定肥皂等。效果比普通洗涤剂法好，但不稳定。

（3）消毒巾擦拭法

将手洗干净，用消毒巾擦拭或检查病人后直接用其擦拭。效果与浸泡法相当，方法简单，适合于洗手不方便的情况。消毒巾可采用干燥的清洁毛巾或纸巾用 250mg/L 有效氯的消毒剂溶液或 500mg/L 过氧乙酸浸湿，置于塑料袋内供当天使用；也可使用合格的消毒纸巾产品。

（4）快速手消毒剂擦拭法

含有氯己定、季铵盐、三氯羟基二苯醚的各类消毒剂醇溶液，用于浸湿纸巾、制成喷雾剂或直接浸泡，也可用含有上述成分护肤因子的手消毒凝胶。

（5）碘伏擦拭法

将手用流水洗去污物后擦干，用 2500mg/L 碘伏消毒剂放于掌心进行搓擦不少于 1min 即可。

（6）复合碘皮肤黏膜消毒剂

将手用流动水洗去污物后擦干，用复合碘皮肤黏膜消毒剂原液（有效碘含量为 1500mg/L、双癸基二甲基氯化铵不高于 2000mg/L）放于掌心进行搓擦 1min 即可。如接触病毒感染病人，搓擦 3min。

4. 洁净手术室环境物品消毒

① 接送病人手术平车应用交换车，并保持清洁，平车上的铺单和被服应一人一换。

② 手术结束后，对手术间的地面与台面应进行彻底的湿式清洁。每周至少一次彻底湿式清扫消毒，高处物品、墙壁、天花板均要擦拭干净。感染手术室每次术后要进行同样的湿式终末清洁消毒。地面消毒常用消毒剂推荐使用顺序：加入表面活性剂与缓蚀剂的含氯消毒剂、复方过氧化氢消毒液、含溴消毒剂、过氧乙酸、低水平消毒剂（不宜长期连续使用，以免造成抗力菌株形成）。拖洗工具应有不同使用区域标志，用后洗净消毒晾干。

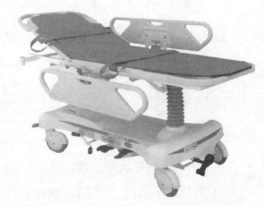

③ 手刷应一人一用一灭菌；麻醉导管、吸氧装置、雾化吸入器、氧气湿化瓶、呼吸机面罩等要一人一用一消毒，用毕终末消毒并干燥保存于消毒物品柜内。呼吸机的螺纹管、湿化瓶、接头、呼吸活瓣等可拆卸部分应每人更换消毒。灭菌方法可选择压力蒸汽法；消毒方法可选择物理消毒法，包括热力方法、热水或流通蒸汽消毒；化学消毒法首选含氯消毒剂，特别是去污型消毒剂，必要时可用过氧化氢、过氧乙酸、二氧化氯等高效消毒剂。

5. 手术器械消毒灭菌

① 应达到卫生部消毒技术规范要求，按照"六步清洗法"清洗干净并进行灭菌处理，需要在消毒中心供应室进行专业化处理。

② 根据物品性能选择物理或化学方法进行消毒或灭菌。

a. 耐热、耐湿物品的消毒、灭菌首选物理消毒方法（如手术器械、各种穿刺针、注射器等首选压力蒸汽消毒法，耐高热可用碘钨灯高温灭菌法）。小型快速灭菌器不能代替常规的压力蒸汽消毒方法。

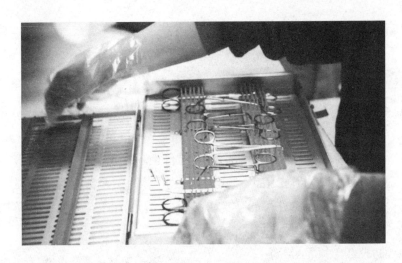

b. 不耐热、不耐湿的器械或用品可选用化学消毒或灭菌法（如各种导管、精密仪器、人工移植物等可选用环氧乙烷灭菌法、等离子体和低温甲醛灭菌法）。

6. 手术室空气消毒与净化

（1）层流空气洁净系统

适合于大型医院手术部、少数综合重症监护病房和器官移植病房。洁净手术室应与辅助用房分开设置净化空调系统；Ⅰ级、Ⅱ级洁净手术室每间采用独立净化空调系统，Ⅲ级、Ⅳ级洁净手术室可 2～3 间合用一个系统；新风可采用集中系统。

（2）局部空气净化（消毒）装置

适合于不能经常通风的医院Ⅱ类环境或某些特殊Ⅲ类环境，如多因子组合循环风空气净化器，主要杀菌因子包括紫外线、臭氧；兼有杀菌作用的因子包括静电场、光催化剂、负离子；非杀菌因子有高效过滤、静电吸附、负离子凝聚等。如为了确保洁净效果，可以通过增加空气洁净设备的安装数量来加强空气净化速度和洁净效果。

（3）手术室终末消毒

在手术室完成特殊感染手术，如气性坏疽、破伤风、MRSA 等严重耐药细菌或厌氧菌感染手术或给患有感染力强的呼吸道传播性疾病病人手术后，手术室必须进行终末消毒。手术室定期或周末需进行一次彻底消毒。

1）气溶胶喷雾消毒法　是手术室终末消毒首推的最好方法。在常温下，用5g/L过氧乙酸、30g/L过氧化氢或500mg/L二氧化氯等消毒液，按20～30mL/m³的用量加入电动超低容量喷雾器中，进行喷雾消毒。消毒前关好门窗，按先上后下、先左后右、由里向外、先表面后空间循序渐进的顺序依次均匀喷雾。过氧化氢、二氧化氯密闭作用时间为30～60min，过氧乙酸为1h。消毒完毕，打开门窗彻底通风。

2）化学气体熏蒸法 因其用药量高、浪费消毒剂、相应的损坏性和毒性刺激性都比较强，一般情况下不宜选用或不提倡使用，仅在不具备气溶胶喷雾的情况下应急使用。常用于熏蒸的消毒剂有5000～10000mg/L过氧乙酸水溶液（1g/m³）、二氧化氯（10～20mg/m³）或臭氧20mg/m³等。消毒剂用量、消毒时间、操作方法等应注意遵循产品使用说明。

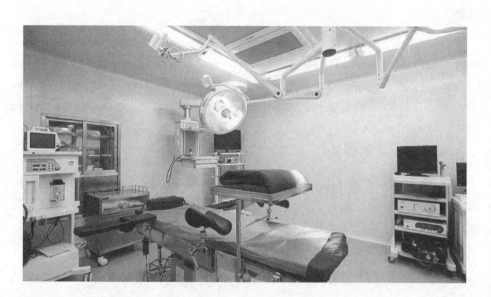

第四节 器官移植病房的清洁与消毒

一、器官移植病房消毒与灭菌管理原则

① 医院器官移植病房成立病房感染管理小组，由病房主任、护士长

和兼职医生、护士组成，在病房主任领导下，负责本病房消毒与隔离管理的各项工作，将消毒与隔离工作质量纳入医疗质量管理范围，接受医院感染管理部门和上级医疗行政部门的监督检查。也可由原医院感染管理小组负责。

② 科室感染管理小组根据医院消毒与隔离管理的法律法规及技术规范、标准，制定移植病房相关制度，并落实到位。根据消毒隔离和卫生学要求，对本病房的建筑布局基本标准、基本设施和工作流程进行论证，并提出意见。组织科室医护人员积极参加消毒与隔离管理相关知识和技能的培训。接受培训的人员要建立个人档案，每年进行一次考核，并登记在册。监督移植病房医生严格掌握抗菌药物使用指征、合理使用抗菌药物。

③ 科室感染管理小组人员督促本科室人员严格执行各项无菌技术操作规程、消毒隔离制度、医疗废物管理制度及手卫生规范，做好个人防护。设立专职监控护士负责指导本科室正确、合理使用消毒剂与消毒药械，指导护士正确配制抗菌药物。监督检查病房日常消毒、终末消毒管理情况和一次性医疗用品使用及用后处理情况，以及医疗废物的分类收集、转运情况，完善各种登记记录。

④ 医院消毒隔离兼职医生、护士进行医院消毒隔离监测。按照规范性文件协助医院感染控制科人员进行环境卫生学和消毒效果监测，并符合有关标准要求。每月对病房空气及呼吸用具、物品表面、医务人员手细菌监测并记录。

⑤ 做好保洁员的消毒与隔离管理工作，并接受相关技术培训，持证上岗。

二、器官移植病房消毒与灭菌流程

（一）室内空气洁净与消毒

器官移植病房空气消毒包括空气分级控制和终末消毒，不仅要求效果可靠，而且要求无毒、无残留。

1. 空气质量分级控制措施

① 分级控制是指按相关规范和标准，分为Ⅰ～Ⅲ类环境，不同级别有不同的标准。移植（手术）区应达到Ⅰ级特别洁净手术室标准。层流区一区为半清洁区，洁净度为十万级；二区为清洁区，洁净度为万级；三区洁净度为千级；四区洁净度为百级。

② 室内在开机状态下，层流区温度保持在 24～26℃，相对湿度 70%，噪声 < 55dB，风速根据要求进行调节。移植（手术）区、层流区新建与改建验收时、更换 HEPA 后、日常监测时，空气中的细菌菌落总数应符合 GB 50333 及 WS/T 367—2012 要求，移植（手术）区和层流区四区细菌菌落总数应 ≤ 0.2CFU/（30min·直径 9cm 平皿），层流区一区细菌菌落总数应 ≤ 4CFU/（30min·直径 9cm 平皿），层流区二区细菌菌落总数应 ≤ 2CFU/（30min·直径 9cm 平皿），层流区三区细菌菌落总数应 ≤ 0.75CFU/（30min·直径 9cm 平皿）。

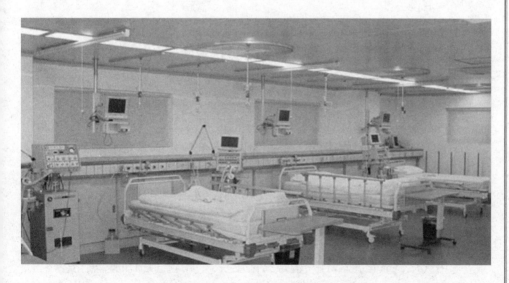

③ 主要洁净与消毒措施有自然通风、局部净化和层流洁净技术。此外，局部净化应采用多因子（组合有高效过滤、静电除菌和紫外线照射及其他国家卫计委批准的方法）空气净化（消毒）装置。

a. 自然通风。凡能够开窗通风的环境要在保暖的前提下，保持良好的通风，每日定时开窗通风，保持室内空气清新。

b. 局部净化技术。Ⅰ～Ⅱ类环境均可采用局部空气净化技术。在Ⅱ类环境安装多因子组合空气净化（消毒）装置，按机器额定面积即循环风量每小时不小于 8 次安装；一般启动机器循环作用 30 ～ 60min 后可以开展工作，然后人在工作条件下能持续运行；辅助手段是每天启动机器之前对室内表面和地面做擦拭消毒，以加强空气净化效果。如果在Ⅰ类环境需要安装局部净化设备来替代层流洁净技术，则需要双倍净化能力，即 2 倍于Ⅱ类环境要求安装局部净化装置。启动机器 60min 后，室内洁净度能达到Ⅰ类环境标准要求；辅助手段是在每天启动机器之前用消毒液擦拭消毒室内表面和地面。

c. 层流洁净技术。有条件的医院应将器官移植病房纳入层流洁净范围，采用层流洁净技术要比其他空气洁净技术更能保证洁净质量。

2. 室内空气终末消毒

器官移植病人免疫力低下，医院感染以呼吸道最高，其次为皮肤与软组织、口腔、胃肠等，病房空气终末消毒极为重要。目前尚没有统一的病房终末空气消毒方法。

（1）紫外线照射法 + 表面擦拭消毒法

处理程序是首先对表面做消毒液擦拭消毒，然后开启紫外灯照射 60min，即可达到终末空气消毒要求。

（2）气溶胶喷雾消毒法

用含 30g/L 的过氧化氢溶液，按 20mL/m³ 用量进行气溶胶喷雾，密闭作用 60min，然后开窗向外通风，待空气中消毒剂散发或挥发干净（无刺激性气味）即可关闭门窗，重新净化处理空气。或用气溶胶喷雾器（雾粒直径 30μm）将 5g/L 过氧乙酸溶液喷雾 20 ～ 30mL/m³，密闭作用 30min 以上，然后开窗通风。

（3）气化过氧化氢（VHP）消毒法

采用气化过氧化氢（VHP）消毒灭菌设备，使用含 30g/L 的过氧化氢溶液，按 12mL/m³ 用量进行气溶胶喷雾，密闭作用 60min，然后开窗向外通风。

（二）卫生消毒管理

① 治疗室、处置室布局合理，无菌区、清洁区、污染区分区明确，标识清楚。

② 各区应定期更换床单位用品，保持床单位清洁、平整、无渣屑，被血液、体液、分泌物、排泄物污染时及时更换。床单位应采用湿式清扫，一床一巾（套），床头柜一桌一抹布，一人一用一消毒。病人出院、转出或死亡后，床单位应及时消毒。消毒方法应采用合法、有效的消毒剂擦拭消毒或采用合法、有效的床单元消毒器进行清洗和（或）消毒。常用消毒剂有酸性氧化电位水、含氯消毒剂、季铵盐消毒剂和过氧乙酸等。床单位消毒设备和方法有热力消毒设备（如 Getinge GED 系列产品）、臭氧床单位消毒机、环氧乙烷低温灭菌设备、紫外线照射法和低温蒸汽甲醛灭菌法、过氧乙酸超声雾化熏蒸等。

③ 各区地面应保持清洁、干燥。地面无明显污染时采用湿式清洁；遇到明显的污染随时去污、清洁和消毒。地面消毒采用含有效氯 400 ~ 700mg/L 的消毒液擦拭，作用 30min。物体表面消毒应考虑表面性质，光滑表面宜选择合适的消毒剂擦拭或紫外线消毒器近距离照射，多孔材料表面宜采用浸泡或喷雾消毒法。物体表面消毒方法同地面或采用 1000 ~ 2000mg/L 季铵盐类消毒液擦拭。布巾、地巾的手工清洗与消毒：地巾清洗干净，在 500mg/L 有效氯消毒剂中浸泡 30min，冲净消毒液，干燥备用；擦

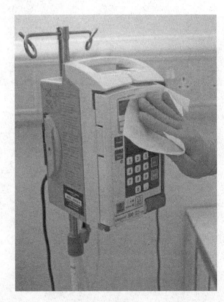

拭布巾清洗干净，在 250mg/L 有效氯消毒剂（或其他有效消毒剂）中浸泡 30min，冲净消毒液，干燥备用。布巾、地巾的自动清洗与消毒：使用后的布巾、地巾等物品放入清洗机内，按照清洗器产品使用说明进行清洗与消毒，一般程序包括水洗、洗涤剂洗、清洗、消毒、烘干，取出备用。布巾、地巾应分区使用。

④ 各区应分别设置专用拖洗工具，标记明确；分开清洗、消毒后悬挂晾干备用。

⑤ 病区日常消毒从里向外擦洗消毒，顺序为：四区—三区—二区—一区。每区使用的消毒毛巾应分开，分别擦拭墙壁、床头、床尾、家具、门窗，最后擦拭地面，使用的消毒剂应符合 WS/T 367—2012 规定。

⑥ 各区不应种植花草等植物。

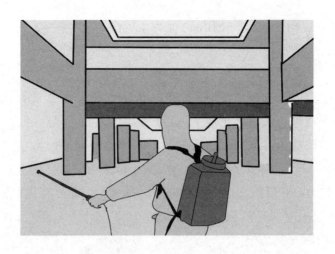

（三）各类物品的洁净、消毒与管理

1. 洁净与消毒

①呼吸机管道用清水冲洗后送供应室消毒，每日更换一次。

②吸氧装置每日更换湿化瓶、湿化液及氧气管道。

③雾化装置专用湿化瓶，雾化后可用治疗巾包好，每天更换湿化瓶及治疗巾。雾化器每次用后置于500mg/L的有效氯消毒液中浸泡，30min后用蒸馏水反复冲洗干净后晾干备用。

④便盆便器应固定病人使用，保持清洁、干燥，每日浸泡一次。

⑤不提倡使用门口垫；如使用门口垫应一日更换两次，平时要用1000mg/L含氯消毒液保持垫湿润。

⑥电极贴、止血带、隔离衣每天更换，若被污染则随时更换。

⑦听诊器、血氧饱和度计、血糖计、体温计应一用一消毒。

⑧拖鞋每天用100mg/L含氯消毒液喷洒保持湿度。

⑨布类用物如约束带、病员服及医护人员所用隔离衣裤应按类别打成敷料包，采用下排式高压蒸汽灭菌器消毒灭菌。

2. 管理

①无菌物品、消毒物品、清洁物品分类摆放于专柜内；无菌物品、消毒物品按照灭菌、消毒日期依次摆放，逾期应交由消毒供应中心统一处理。

② 抽出的药液、开启的无菌静脉注射溶液应注明启用时间，超过 2h 不得使用；启封抽吸的肌注注射溶剂超过 24h 不得使用，宜采用小包装。用于皮肤消毒的消毒剂宜采用小包装；一次性小瓶装皮肤黏膜消毒剂启用后有效期不超过 7d。置于无菌容器中的灭菌物品（棉球、纱布等）一经打开，保存时间超过 24h 应予更换、重新灭菌。宜选用小数量、独立包装的无菌棉球和纱布。

③ 耐压力蒸汽的消毒物品，必须经附加双层包皮经压力蒸汽灭菌，进入三、四区前依次揭去外层包皮布。不耐压力消毒物品，依次经消毒液浸泡或熏蒸后由传递窗传入室内。污染物品分别放入垃圾袋内由传递窗传出。

④ 一次性使用卫生用品、一次性使用医疗用品的管理按照 GB 15979 执行。

⑤ 医疗废物的分类、收集、处理及管理应符合《医疗废物管理条例》和《医疗废物分类目录》的规定。

（四）病人术前术后消毒隔离

① 术前有皮肤疾病者要根据医嘱对症治疗，如有灰指甲、脚癣者可用 1∶2000 氯己定液浸泡，并局部涂擦达克宁霜。

② 术前 1d 进行清洁皮肤后更换清洁病员服等待手术。

③ 术后常规床上擦浴更换无菌床单元用物时间安排为：术后第 1 周内，每天用温开水床上擦浴 1 次，并同时更换无菌被套、大单、枕套、中单、病员服；第 2 周隔日 1 次，第 3 周每周 2 次，第 4 周为每周 1 次，至生活自理出院。若床单元用物污染应及时更换。

④ 术后有局部皮肤病者继续按医嘱局部用药。若有皮肤破溃者按无菌技术要求进行局部消毒、换药至伤口愈合。手术切口按无菌技术换药。

⑤ 各动静脉置管每日碘伏消毒更换敷料。每日更换一次性胸腔闭式引流瓶、一次性引流袋。

⑥ 病人在禁食期间口腔护理每天 3 次，进食后每次餐后漱口或刷牙。餐具每日早晨用有效氯 500mg/L 的含氯消毒剂浸泡 0.5h。

⑦ 导尿期间，尿道口用 500mg/L 洗必泰棉球擦洗每天 3 次。每次排便后，温开水清洗肛门并用 500mg/L 洗必泰棉球擦洗。

⑧ 为病人进行换药、治疗等操作时，应按一般病人、污染病人及感染病人的顺序依次进行。

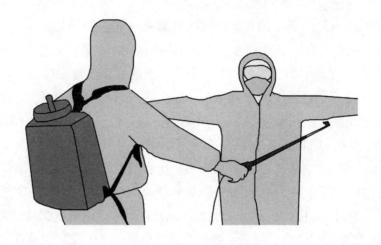

第五节 重症监护病房的清洁与消毒

一、重症监护病房消毒与洁净管理原则

① ICU科室消毒与感染管理小组由科主任、护士长及兼职监控医师、护士组成，在科主任领导下，负责本科室医院消毒与隔离管理的各项工作，并且根据本科室的特点制定管理制度并组织实施，将消毒与隔离工作质量纳入医疗质量管理范围。接受医院感染管理部门和上级医疗行政部门的监督检查。

② 监督检查本科室消毒与隔离管理的各项工作，对医院感染可疑病例及可能存在感染的环节进行监测，及时采取有效防治措施，降低本科室医院感染发病率。

③ 督促本科室人员严格执行各项无菌技术操作规程、消毒隔离制度、医疗废物管理制度及手卫生规范，做好个人防护。设立专职监督护士，负责指导本科室正确、合理使用消毒剂与消毒药械，指导护士抗菌药物的正确配制。监督检查病房日常消毒、终末消毒管理情况和一次性医疗用品使用及用后处理情况，以及医疗废物的分类收集、转运情况，完善各种登记记录。

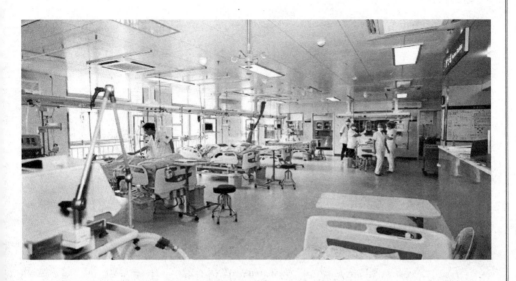

④ 每月对监护病房空气及呼吸用具、物品表面、医务人员手细菌监测并记录。

⑤ 做好保洁员的消毒与隔离管理工作，并接受相关技术培训，持证上岗。

二、重症监护病房消毒与隔离操作规范

（一）洗手与卫生手消毒

1. 基本原则

① 当手部有血液或其他体液等肉眼可见的污染时，应用肥皂液和流动水洗手。

② 手部没有肉眼可见污染时，宜使用速干手消毒剂消毒双手代替洗手。

2. 医务人员在下列情况时应先洗手，然后进行卫生手消毒

① 接触病人的血液、体液和分泌物以及被传染性致病微生物污染的物品后。

② 直接为传染病病人进行检查、治疗、护理或处理传染病病人污物之后。

3. 在下列情况下应根据上述基本原则选择洗手或使用速干手消毒剂

① 直接接触每个病人前后，以及从同一病人身体的污染部位移动到清洁部位时。

② 摘掉手套之后。

③ 在护理病人当中，处理一个有创装置之前（无论是否戴手套）。

④ 在接触体液或排泄物、黏膜、破损皮肤或伤口敷料之后。

⑤ 在病人附近接触物件（包括医学设备器材）之后。

⑥ 在接触不同病人之间必须更换手套，应使用洗手液或进行手部消毒。

⑦ 在进行药物治疗和准备食物之前，应洗手或手卫生消毒。

⑧ 如果已经使用速干手消毒剂，不要同时使用抗菌皂。

4. 注意事项

① 对于部分乙醇不能杀灭的病原体如肠道病毒等，应采用流动水洗手作为手卫生的方法。

② 为了提高医务人员手卫生的依从性，尽量选用含有护肤成分的速干手消毒液，如含有氯己定、季铵盐、三氯羟基二苯醚的各类消毒剂醇溶液。

③ 应加强对护工和保洁工人的手卫生培训、教育和监督。

④ 应对陪护人员进行手卫生知识的宣传教育，进入病室探视病人前和结束探视离开病人时，应洗手或用速干手消毒剂进行手卫生消毒。

⑤ 正确的干燥方法也是避免手二次污染的重点。暖风干燥手、纸巾擦手、单独的毛巾在去除湿手上的细菌效果上没有差别。

（二）ICU 相关医疗器械的消毒

ICU 的一切物品，包括仪器和清洁工具，必须固定专用。

1. 高度危险性物品的消毒

与皮肤（破损的）或黏膜密切接触或插入体内无菌部位的物品，如各种外科器械、无菌包内的器械、针头、尿管、插管等应进行压力蒸汽灭菌；不耐热、不耐湿选择低温灭菌方式，如过氧化氢低温等离子体灭菌、环氧乙烷灭菌方法；呼吸机的螺旋管及其附件，每24h必须全部、彻底地清洗、消毒1次，使用过程中采用5000mg/L含氯消毒剂浸泡消毒30min或通过集中回收在消毒供应室采用清洗消毒机进行消毒，终末消毒采用环氧乙烷灭菌或过氧化氢低温等离子体灭菌器灭菌。

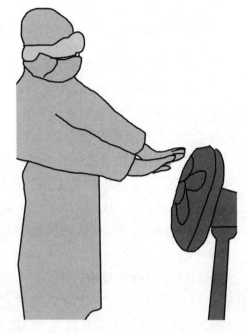

2. 中度危险性物品的消毒

（1）消毒方法

通过管道间接与浅表体腔黏膜接触的器具如氧气湿化瓶、胃肠减压器、吸引器、引流瓶等的消毒方法如下。

① 耐高温、耐湿的管道与引流瓶应首选湿热消毒。

② 不耐高温的部分可采用中效或高效消毒剂如含氯消毒剂等以上的消毒剂浸泡消毒。

③ 呼吸机和麻醉机的螺纹管及配件宜采用清洗消毒机进行清洗与消毒。

④ 无条件的医院，呼吸机和麻醉机的螺纹管及配件可采用高效消毒剂如含氯消毒剂等以上的消毒剂浸泡消毒。

（2）注意事项

① 待消毒物品在消毒灭菌前应充分清洗干净。

② 管道中有血迹等有机物污染时，应采用超声波和医用清洗剂浸泡清洗。清洗后的物品应及时进行消毒。

③ 使用中的消毒剂应监测其浓度，在有效期内使用。

3. 低度危险性物品的消毒

（1）诊疗用品的清洁与消毒

诊疗用品如血压计袖带、听诊器等，保持清洁，遇有污染应及时先清洁，后采用中、低效的消毒剂进行消毒。可根据情况使用含氯清洗消毒剂以及洗必泰、季铵盐等低效消毒剂。

（2）病人生活卫生用品的清洁与消毒

病人生活卫生用品如毛巾、面盆、痰盂（杯）、便器、餐饮具等应保持清洁，个人专用，定期消毒；病人出院、转院或死亡进行终末消毒。消毒方法可采用中、低效的消毒剂消毒；便器可使用冲洗消毒器进行清洗消毒。

（3）床单元的清洁

① 医疗机构应对床单元（含床栏、床头柜等）的表面进行定期清洁和（或）消毒，遇污染应及时清洁与消毒；病人出院时应进行终末消毒。消毒方法应采用合法、有效的消毒剂如复合季铵盐消毒液、含氯消毒剂擦拭消毒。或采用合法、有效的床单元消毒器进行清洗和（或）消毒，如 90℃热水喷淋消毒床体 1 ~ 10min 或臭氧床单位消毒机消毒等。

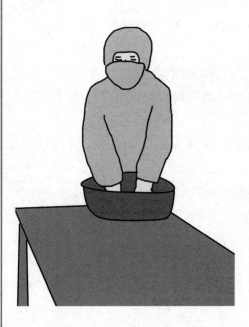

② 直接接触病人的床上用品如床单、被套、枕套等，应一人一更换；病人住院时间长时应每周更换；遇污染应及时更换。更换后的用品应及时清洗与消毒。消毒方法应合法、有效。间接接触病人的被芯、枕芯、褥子、病床隔帘、床垫等，应定期清洗与消毒；遇污染应及时更换、清洗与消毒。甲类及按甲类管理的乙类传染病病人、不明原因病原体感染病人等使用后的上述物品应进行终末消毒，消毒方法应合法、有效，其使用方法与注意事项等遵循产品的使用说明或按

医疗废物处置。可采用热蒸汽消毒床垫和被褥等，消毒温度105℃，消毒时间5min，真空干燥5min；消毒剂可根据实际情况选择有效氯500mg/L的含氯消毒剂、2000mg/L过氧乙酸、1000mg/L双链季铵盐浸泡消毒10min或酸性氧化电位水作用3min。

4.防护隔离措施

（1）手套

当接触血液、体液、排泄物、分泌物及破损的皮肤黏膜时应戴手套；在两个病人之间一定要更换手套；手套不能代替洗手。

（2）面罩、护目镜和口罩

戴口罩及护目镜也可以减少病人的体液、血液、分泌物等液体的传染性物质飞溅到医护人员的眼睛、口腔及鼻腔黏膜。

（3）隔离衣

隔离衣是防止医护人员被传染性的血液、分泌物、渗出物、飞溅的水和大量的传染性材料污染的防护品。脱去隔离衣后应立即洗手，以避免污染其他病人和环境。

（三）可重复使用设备的消毒

① 可复用的医疗用品和医疗设备，在用于下一病人时根据需要进行消毒或灭菌处理。对细菌繁殖体污染物品的消毒，用含有效氯500mg/L的消毒液浸泡＞10min；对经血传播病原体、分枝杆菌和细菌芽孢污染物品的消毒，用含有效氯2000～5000mg/L的消毒液浸泡＞30min。

② 处理被血液、体液、分泌物、排泄物污染的仪器设备时，要防止工作人员皮肤和黏膜暴露，以及工作服的污染，以免将病原微生物传播给病人和污染环境。

③ 需重复使用的利器，应放在防刺的容器内，以便运输、处理和防止刺伤。

④ 一次性使用的利器，如针头等放置在防刺、防渗漏的容器内进行无害化处理。

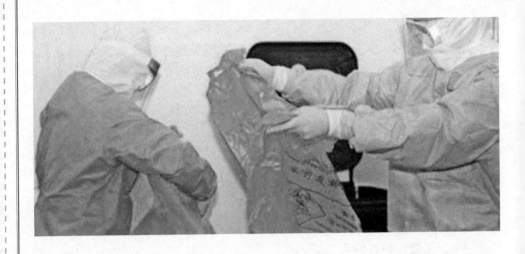

（四）物体表面、环境、衣物与餐饮具的消毒

　　① 对物体表面包括床栏、床边、床头桌、椅、门把手等经常接触的物体表面每天定期清洁，遇污染时随时消毒。室内用品如桌子、椅子、凳子、床头柜等的表面无明显污染时，采用湿式清洁。当受到明显污染时，先用吸湿材料去除可见的污染物，然后再清洁和消毒。遇明显污染随时去污与消毒，地面消毒采用含 400 ~ 700mg/L 有效氯的含氯消毒液擦拭，作用30min。物体表面消毒方法同地面或采用 1000 ~ 2000mg/L 季铵盐类消毒液擦拭。

　　② 治疗车、诊疗工作台、仪器设备台面、床头柜等物体表面使用清洁布巾或消毒布巾擦拭。擦拭不同病人单元的物品之间应更换布巾。各种擦拭布巾及保洁手套应分区域使用，用后统一清洗消毒，干燥备用。

　　③ 在处理和运输被血液、体液、分泌物、排泄物污染的被服、衣物时，要防止医务人员皮肤暴露、污染工作服和环境。

　　④ 可重复使用的餐饮具应清洗、消毒后再使用，对隔离病人尽可能使用一次性餐饮具。

　　⑤ 复用的衣服置于专用袋中，运输至指定地点进行清洗、消毒，并防止运输过程中的污染。

　　⑥ 病人用过的床单、被罩、衣物等单独收集，需重复使用时应专包密封，标识清晰，压力蒸汽灭菌后再清洗。

（五）清洁用品的消毒

（1）手工清洗与消毒

① 擦拭布巾清洗干净，在 250mg/L 有效氯消毒剂（或其他有效消毒剂）中浸泡 30min，冲净消毒液，干燥备用。

② 地巾清洗干净，在 500mg/L 有效氯消毒剂中浸泡 30min，冲净消毒液，干燥备用。

（2）自动清洗与消毒

使用后的布巾、地巾等物品放入清洗机内，按照清洗器产品使用说明进行清洗与消毒。一般程序包括水洗、洗涤剂洗、清洗、消毒、烘干，取出备用。

（3）注意事项

布巾、地巾要分区域，每病室一块地巾，每床一块布巾。

第六节　内镜室的清洁与消毒

一、内镜室管理原则

① 内镜清洗消毒与灭菌工作由内镜中心（室）负责实施，手术室应单独负责，部分特殊零部件也可委托本医院消毒供应中心进行灭菌。

② 内镜清洗消毒与灭菌应遵照操作流程执行。

③ 内镜清洗消毒与灭菌工作质量应纳入医疗质量管理范围。

④ 结合医院实际，制定出本医院内镜中心（室）各项管理规章

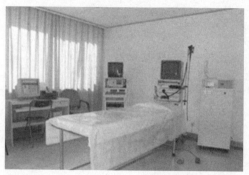

制度，并接受医院感染管理部门和上级医疗行政部门的监督检查。

⑤ 应由专人负责内镜清洗消毒与灭菌工作，并接受相关技术培训，持证上岗；应指定专人负责质量监测工作；工作人员进行内镜诊疗或者清洗消毒时，应遵循标准预防原则和要求做好个人防护，穿戴必要的防护用品。

二、内镜室消毒与灭菌操作流程

（一）内镜清洗总流程

预处理—测漏—刷洗—冲洗—酶洗—冲洗—消毒—漂洗—干燥—储存。

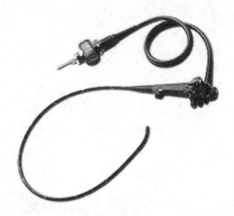

（二）手工清洗操作流程

1.预处理

使用后内镜立即用湿巾擦去表面污染物，反复送气送水抽吸，置于装有清洗液的容器内送清洗消毒室。

2.测漏

用专门测漏装置进行。

3. 清洗

将内镜、按钮和阀门完全浸没于清洗槽内清洗液中，擦洗镜身，刷洗所有管道，连接全管道灌流器将各管道内充满清洗液浸泡。

4. 漂洗

将酶洗后的内镜连同全管道灌流器，充分冲洗干净内镜各管道残留清洗剂，用动力泵或压力气枪向各管道充气去除管道内的水分。

5. 消毒

将内镜连同全管道灌流器，内镜、按钮、阀门浸没于消毒槽内消毒，各管道内充满消毒液作用至规定时间，向各管道充气去除管道内的消毒液。

6. 终末漂洗

将内镜连同全管道灌流器，连同按钮、阀门移入终末漂洗槽，用过滤水或灭菌水冲洗内镜各管道至少2min，直至无消毒剂残留。

7. 干燥

将清洗后的内镜、按钮和阀门置于干燥台的无菌巾上，用75%乙醇灌注所有管道，通过压力气枪向所有管道充洁净压缩空气至其完全干燥。

8. 储存

内镜干燥后储存于柜内，镜体应悬挂储存备用。

（三）全自动内镜清洗消毒机操作流程

1. 预处理

使用后内镜立即用湿巾擦去表面污染物，反复送气送水抽吸，置于装有清洗液的容器内送清洗消毒室。

2. 测漏

用专门测漏装置进行。

3. 上机清洗

严格按机器使用说明书进行操作。

（四）内镜相关附件清洗消毒或灭菌流程

1. 清洗

将不随机清洗的零部件和附件完全浸泡在清洗液内，带管腔的附件注满清洗液。

2. 刷洗

根据需要用软刷或硬刷把污染物刷洗干净。

3. 超声清洗

将清洗干净的附件置于超声清洗机内进行清洗。

4. 终末漂洗

用无菌水彻底漂洗干净。

5. 干燥

可采用烘干或洁净空气吹干。

6. 灭菌

根据附件材质选择热力灭菌或低温灭菌方法进行灭菌，具体可参考《内镜清洗消毒技术操作规范》。

对于活检钳、细胞刷、切开刀、导丝、碎石器、网篮、造影导管、异物钳等内镜附件必须一用一灭菌。首选方法是压力蒸汽灭菌，怕热怕湿附件可用环氧乙烷、低温等离子体等方法进行灭菌；时间允许也可采用化学消毒剂灭菌法，如 20g/L 碱性戊二醛浸泡 10h 灭菌，或选用适用于内镜消毒的消毒剂、消毒器械进行灭菌，具体操作方法遵照使用说明。

三、软式内镜消毒与灭菌药械选择

（一）清洗消毒机

1. 选择原则

高度智能化，全自动操作，程序齐全。

2. 全自动清洗消毒机

具备全程序清洗和消毒功能，带测漏、加热、干燥功能。

3. 超声清洗机

根据内镜中心（室）工作量选择适合功率和容积的超声清洗机。

（二）化学消毒剂

1. 内镜理想消毒剂

高效广谱，作用快速，易清除，不凝固蛋白，刺激性和气味轻，毒性和腐蚀性低，无环境残留。

2. 推荐顺序

根据目前市场实际和理想条件，推荐内镜消毒剂顺序是戊二醛、邻苯二甲醛、过氧乙酸、二氧化氯、酸性氧化电位水。

四、硬式内镜消毒与灭菌药械选择

① 适于压力蒸汽灭菌的内镜或者内镜部件应当采用压力蒸汽灭菌，注意按内镜说明书要求选择适宜温度和时间。

② 环氧乙烷灭菌方法适于各种内镜及附件的灭菌。

③ 不能采用压力蒸汽灭菌的内镜及附件可以使用 2% 碱性戊二醛浸泡10h 灭菌。

④ 达到消毒要求的硬式内镜，如喉镜、阴道镜等，可采用煮沸消毒20min 的方法。

⑤ 用消毒液进行消毒、灭菌时，有轴节的器械应当充分打开轴节，带管腔的器械腔内应充分注入消毒液。

⑥ 采用其他消毒剂、消毒器械必须符合《内镜清洗消毒技术操作规范》第十二条第五款的规定，具体操作方法按使用说明。

第七节 新生儿病房的清洁与消毒

一、新生儿病房消毒管理原则

① 有条件的综合医院以及儿童医院、妇产医院和二级以上妇幼保健院可以设置独立的新生儿病房。本操作流程中的新生儿病房是普通新生儿病房，收治胎龄 32 周以上或出生体重 1500g 以上、病情相对稳定、不需重症监护治疗的新生儿。

② 新生儿病房消毒与洁净工作由新生儿病房负责实施，部分复用器械、被服委托本医院消毒供应中心进行清洗、消毒。

③ 新生儿病房消毒与洁净工作应遵照操作流程执行。

④ 新生儿病房消毒与洁净工作质量应纳入医疗质量管理范围。

⑤ 结合医院实际，制定出新生儿病房各项管理规章制度，并接受医院感染管理部门和上级医疗行政部门的监督检查。

⑥ 应由专人负责新生儿病房消毒与洁净工作，并接受相关技术培训，持证上岗。

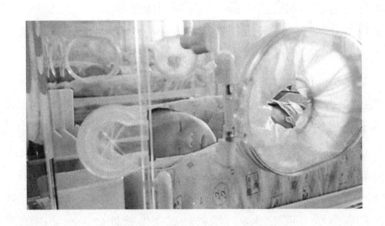

二、新生儿病房消毒操作流程

① 新生儿病房地面与物体表面应保持清洁、干燥，每天进行消毒，遇明显污染时随时去污、清洁与消毒。地面消毒采用含 250～1000mg/L 有效氯的含氯消毒液擦拭，作用 30min。物体表面消毒方法同地面或采用 1000～2000mg/L 季铵盐类消毒液擦拭。

② 新生儿病房应当保持空气清新与流通，每日通风不少于 2 次，每次 15～30min。有条件者可使用空气净化设施、设备，安装多因子组合空气净化（消毒）装置，按机器额定面积即循环风量不小于 8 次 /h 安装；一般启动机器循环作用 30～60min 后可以开展工作，然后人在工作条件下能持续运行；每天启动机器之前可对室内表面和地面做擦拭消毒，以加强空气净化效果。新生儿病房在遇到严重空气污染或抗力较强微生物污染的情况下，有必要用消毒剂过氧化氢气溶胶喷雾法或采用紫外线照射法＋表面擦拭消毒法进行终末消毒。

③ 新生儿病房使用器械、器具及物品的清洗消毒应当遵循以下原则。

a. 健康新生儿用品一般不主张用化学消毒剂消毒，只需做加热清洗即可；

新生儿餐饮具彻底清洗干净后可采用流动蒸汽进行消毒；接触患儿皮肤、黏膜的器械、器具及物品应当一人一用一消毒。

b. 手术使用的医疗器械、器具及物品必须达到灭菌标准。

c. 一次性使用的医疗器械、器具应当符合国家有关规定，不得重复使用。

d. 中度危险性物品应采用中水平消毒以上效果的消毒方法（如含氯消毒剂等以上的消毒剂浸泡消毒）。呼吸机湿化瓶、氧气湿化瓶、吸痰瓶应当每日更换清洗消毒。呼吸机的螺旋管道和配件宜采用清洗消毒机进行清洗消毒；无条件的可采用含氯消毒剂等以上的消毒剂浸泡消毒。

e. 蓝光箱和暖箱应当每日清洁并更换湿化液，一人用后一消毒；同一患儿长期连续使用暖箱和蓝光箱时应当每周消毒一次，用后终末消毒。暖箱日常消毒方法是用含 5000mg/L 醋酸氯己定乙醇溶液擦拭消毒 1 遍或用含有效氯 588mg/L 的含氯消毒剂溶液擦拭消毒 1 遍，待 5 ~ 10min 后用酸性氧化电位水或蒸馏水将箱内残留消毒剂擦拭干净。终末消毒的方法是将暖箱零部件全部取下，用 588mg/L 的含氯消毒剂浸泡消毒 10 ~ 30min，箱体内、外用消毒剂彻底擦拭，重新组装后用移动高强度紫外灯于暖箱内消毒 1h。蓝光箱采用暖箱类似方法进行消毒。

f. 患儿使用后的奶嘴用清水清洗干净，沸水或微波消毒；奶瓶由配奶室统一回收清洗、消毒；盛放奶瓶的容器每日必须清洁消毒；保存奶制品的冰箱要定期清洁与消毒。

g. 新生儿使用的被服、衣物等应当保持清洁，每日至少更换一次，污染后及时更换。患儿出院后床单元要进行终末消毒。

④ 新生儿医务人员在诊疗过程中应当实施标准预防，并严格执行手卫生规范和无菌操作技术。医务人员进入工作区要更换工作服、工作鞋。医务人员在进出新生儿病房、接触患儿后均应当认真实施手卫生（具体方法同前）。诊疗和护理操作当以先早产儿后足月儿、先非感染性患儿后感染性患儿的原则进行。接触血液、体液、分泌物、排泄物等操作时应当戴手套，操作结束后应当立即脱掉手套并洗手。

⑤ 发现特殊或不明原因感染患儿，要按照传染病管理有关规定实施单间隔离、专人护理，并采取相应消毒措施。所用物品优先选择一次性物品，非一次性物品必须专人专用专消毒，不得交叉使用。

⑥ 新生儿穿刺部位消毒可采用浸有碘伏消毒液原液的无菌棉球局部擦拭 2 遍或采用碘酊原液直接涂擦皮肤表面 2 遍以上，作用时间 1 ~ 3min，

待稍干后再用 70% ~ 80% 乙醇脱碘；也可使用有效含量 ≥ 2g/L 氯己定 – 乙醇（70%）溶液局部擦拭 2 ~ 3 遍；使用复方季铵盐消毒剂原液皮肤擦拭消毒，作用 3 ~ 5min，也可使用 70% ~ 80% 乙醇溶液擦拭消毒 2 遍。新生儿脐带消毒推荐碘酊与乙醇双消毒或碘伏擦拭 2 ~ 3 遍，每日消毒 2 次，直至脐带脱落，要求消毒剂擦拭直径大于 5cm 且擦拭到脐带根部。

⑦ 新生儿病房消毒与洁净药械的选择如下。

a. 清洗消毒机。根据新生儿病房工作量选择适合功率和容积的超声清洗机以及微波等消毒灭菌设备。一般无菌物品均由消毒供应室发放。

b. 化学消毒剂。新生儿病房尽量避免使用刺激性强的消毒剂，可选用的消毒剂有 500 ~ 1800mg/L 含氯消毒液、≥ 2000mg/L 氯己定 – 乙醇（70%）溶液、碘伏、碘酊、70% ~ 80% 乙醇等。

c. 各类不同功能清洗剂，如加酶清洗剂、生物膜清洗剂、除锈剂等。

d. 一次性用品一人一用，不可重复使用。

e. 使用方便、有效的手消毒剂。

三、新生儿易感性感染预防与消毒隔离

1. 新生儿皮肤脓疱疮

注意新生儿的皮肤清洁卫生，立即对患儿进行床边隔离，并对新生儿室、患儿的衣物等进行消毒。局部严格无菌消毒下，剪破脓疱壁，吸取脓疱液，用 1 : 5000 的高锰酸钾溶液浸洗，每日 1 次，每次 5 ~ 10min，洗浴后，在

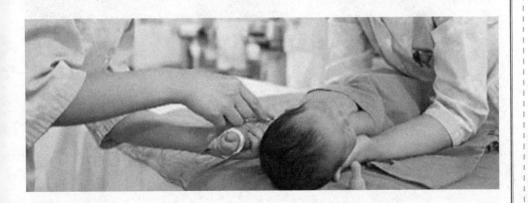

患处用 0.5% 碘伏或 0.5% ~ 1% 新霉素乳剂涂抹。

2. 新生儿脐带残端消毒与护理

新生儿脐带消毒推荐采用碘酊原液直接涂擦皮肤表面 2 遍以上，作用时间 1 ~ 3min，待稍干后再用 70% ~ 80% 乙醇脱碘。也可采用浸有碘伏消毒液原液的无菌棉球局部擦拭 2 ~ 3 遍。每日消毒 2 次，直至脐带脱落，要求消毒剂擦拭直径大于 5cm 且擦拭到脐带根部。

3. 艾滋病垂直阻断

（1）预防措施

对于 HIV 阳性的母亲预防母婴间传播，在剖宫产围术期应采取阻断预防措施。严格术前准备，病人安排在单人病房，准备专用手术用品及专门污物袋和利器盒；手术在隔离手术间进行，手术器械尽量为一次性使用，手术台采用防渗透措施，手术人员穿防水隔离服；严格管理好术中血性污物，新生儿断脐带防止溅血；做好手术后终末消毒等。

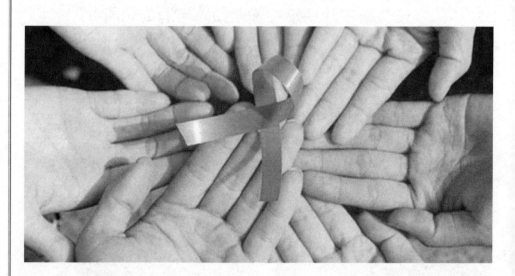

（2）消毒方法

① 医疗器械消毒。被含有 HIV 血液或分泌物污染的医疗器械，有条件可就地用压力蒸汽消毒方法处理，少量器械可用 100℃煮沸 15min 处理；也可用 5000mg/L 有效氯消毒剂溶液浸泡 60min，或用 60g/L 过氧化氢溶液浸泡

120min；耐腐蚀物品可用 5000mg/L 过氧乙酸浸泡 30min 或二氧化氯溶液浸泡 30min。

② 有血迹或其他污物污染的地面或物体表面，可用含 500～1000mg/L 有效氯的清洗消毒剂进行擦拭消毒，直到把污迹擦干净为止。不耐腐蚀物品表面可用 75% 乙醇擦拭 2 遍，也可用 20g/L 酸性戊二醛溶液擦拭 2 遍，作用 20min 后用清水擦净。

③ 产道消毒。对产道进行清洁性消毒，可用含 2000mg/L 有效碘的碘伏溶液擦拭阴道。自产妇入院后每隔 4h 对产道进行一次消毒，均可用棉球蘸稀释碘伏溶液擦拭，直到婴儿出生。当胎儿露出时，用 2000mg/L 浓度碘伏擦拭消毒会阴部及宫颈外口和胎先露部位，胎儿分娩后用无菌蒸馏水配制的 500～1000mg/L 碘伏擦洗全身，以降低胎儿感染机会。

第八节　血液净化中心的清洁与消毒

一、血液净化中心管理原则

1. 位置合适

独立设置在清洁、安静的区域。

2. 布局合理

应当分为工作区和辅助区，布局合理，避免洁、污交叉。工作区有各种治疗室、普通透析区、隔离透析区、水处理间、接诊区、候诊区、存储室、污物处理区。辅助区有更衣室、办公室、学习室、休息室等。开展透析器复用的，应有单独复用间及存储间。要设有工作人员、病人、医疗废物三个独立通道。

3. 管理要求

建立健全消毒隔离制度；必须配备具有资质的医生、护士，透析室工作人员应通过专业培训达到从事血液透析的相关条件方可上岗；工作人员定期体检，操作时必须注意消毒隔离，加强个人防护，必要时注射乙肝疫苗。应对病人常规进行血液净化前肝功能、肝炎病原学等化验检查，每

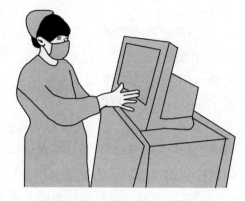

半年进行血液传播性疾病相关项目的检查；进入血液净化室应更衣、换鞋，戴帽子、口罩，严格洗手，给每一位病人操作完要洗手或更换手套。

二、血液净化中心清洗与消毒操作流程

（一）消毒水平要求

应当按照《医院感染管理规范》，严格执行医疗器械、器具的消毒工作技术规范，并达到以下要求。

① 进入患者组织、无菌器官的医疗器械、器具和物品必须达到灭菌水平。

② 接触病人皮肤、黏膜的医疗器械、器具和物品必须达到消毒水平。

③ 各种用于注射、穿刺、采血等有创操作的医疗器具必须一用一灭菌。

④ 血液透析室使用的消毒药械、一次性医疗器械和器具应当符合国家有关规定。一次性使用的医疗器械、器具不得重复使用。

⑤ 每次透析结束后，应当对透析单元内透析机等设备设施表面、物品表面进行擦拭消毒，对透析机进行有效的水路消毒，对透析单元地面进行清洁，地面有血液、体液及分泌物污染时使用消毒液擦拭。

⑥ 血液透析室应当根据设备要求定期对水处理系统进行冲洗消毒，并定期进行水质检测。

（二）清洗、消毒与灭菌操作流程

1. 血液透析机的消毒

（1）血液透析结束后消毒流程

① 将透析液的管道接头连接在透析机的短路接口上。

② 透析机的冲洗和消毒：吸反渗水—吸入柠檬酸—反渗水—合适消毒剂—冲洗—关机。

③ 关机后，关电源，最后关水源。擦洗机器表面灰尘和污迹。

④ 做好血液透析室环境和空气消毒，以及床单位、废弃透析用品的处理及消毒。

（2）热消毒

热消毒方式通过机器本身加热系统对冲洗反渗水加热至 85 ~ 95℃，并在透析机内保持 15 ~ 30min，进行冲洗、充满、循环、排液四个阶段洗掉先前使用的浓缩液残留物和杀灭微生物。其优点是消毒效果好，对环境人员无害，无残留，对病人安全。但可能增加机器故障率和维修成本，部分透析机无热消毒功能，热消毒不能代替除钙。

（3）热力化学消毒

热力化学消毒利用透析机自身或外部加热装置将反渗水加热到 85 ~ 95℃，同时加入化学消毒剂，并在透析机内保持 15 ~ 30min。目前热力化学消毒主要用的是柠檬酸。其消毒效果好，对环境人员损害较小，消毒同时有较好的除钙效果。但可能增加故障率和维修成本，需要确保化学消毒剂排除干净。

1）柠檬酸 可很好地溶解透析管路中碳酸钙与碳酸镁沉淀。目前最常用的热力化学消毒液是 20% ~ 50% 的柠檬酸，加热到 85℃左右时呈强酸性质，使消毒与除钙能同时完成。

2）草酸 在热力化学消毒中主要用于除去沉积在血液透析机内部管路系统管壁的氧化铁污染物（红褐色），并能达到高水平消毒效果。但是这种清洗消毒方式会加快机器磨损，影响机器寿命，只有在由于管路中氧化铁污染物导致机器故障的情况下才建议使用。

（4）冷化学消毒

1）过氧乙酸 选择 1000 ~ 1500mg/L 过氧乙酸进行消毒，应监控其有效浓度，过浓对透析机水路系统会有一定程度的损害。机器消毒结束后应检测消毒液是否冲洗干净，过氧乙酸残留浓度应低于 1mg/L，以保证病人安全。

2）次氯酸钠 选用 5000mg/L 次氯酸钠进行消毒，应监控其有效浓度，过浓对透析机水路系统会有一定程度的损害。血液透析机消毒结束后，要检测消毒液是否冲洗干净，使残留的有效浓度低于 0.5mg/L，以保证病人安全。

3）专用消毒液 单方化学消毒剂一般情况下仅能对血液透析机达到高水平消毒，很难同时进行脱钙（钙沉淀）、除铁（氧化铁）以及清除有机物（脂肪、蛋白质）等。为了使消毒、脱钙、除铁、清除有机物四项工作能够一次性完成，可选择以过氧乙酸和过氧化氢为主要成分的血液透析机专用复方消毒液，以有效清除附着在血液透析机内部管路及血液透析室供水系统管路内的有机物质。

（5）消毒剂的合理使用

1）透析机的消毒指征 每天至少消毒 1 次；凡是透析过程中有破膜、漏血报警，必须消毒；一段时间不使用、双休日不用，使用前要消毒；机器维修过后需要消毒；在更换超滤器后必须进行彻底消毒；开始消毒程序中途不得随意终止，以防止管路感染。

2）消毒剂的选择 应根据血液透析机不同材料选择消毒液。血液透析机常用化学消毒液的清洁消毒功效可参考下表（标注的消毒液比例是以 Gambro AK 系列血液透析机为例的）。

消毒液	钙沉淀	氧化铁	脂肪、蛋白质	消毒功效
0.1% ~ 0.15% 过氧乙酸	低	无	无	高
2% 柠檬酸并加热	高	低	中	高
0.5% 次氯酸钠	无	无	高	高
2% 草酸并加热	低	高	无	高

2. 透析器复用消毒

（1）透析器复用的原则

① 复用的透析器必须有国家食品药品监督管理局颁发的注册证、生产许可证等，并明确标明为可重复使用的血液透析器（透析器标签上有 Reuse 英文标识）。

② 需复用透析器下机后，应在清洁卫生的环境中运送，并立即处置。如有特殊情况，2h 内不准备处置的透析器可冲洗后冷藏，但 24h 内必须完成透析器的消毒程序。

③ 透析器是否复用由具有复用及相关医学知识的主管血液透析的医师决定，医疗单位应对规范复用透析器行为负责。

④ 复用前，主管医师要告知病人或其委托人复用的意义及可能产生的风险，可选择是否复用并签署知情同意书。

⑤ 乙型肝炎病毒表面抗原阳性的病人、艾滋病毒携带者或艾滋病病人使用过的透析器禁止复用。

⑥ 丙型肝炎病毒标志物阳性病人使用过的血液透析器在复用时应与其他病人的血液透析器隔离。

⑦ 其他可能通过血液传播的传染病病人使用过的透析器不能复用。

⑧ 对复用过程中使用的消毒剂过敏的病人使用过的透析器不能复用。

（2）血液透析器半自动复用清洁消毒程序

① 结束血液透析，首次复用前贴上血液透析器复用标签。

② 使用反渗水冲洗血液透析器血室 8 ~ 10min，冲洗中可间断夹闭透析液出口。

③ 肉眼观察血液透析器有无严重凝血纤维，若凝血纤维超过 15 个或血液透析器头部存在凝血块，或血液透析器外壳、血液出入口和透析液出入口有裂隙，则该血液透析器应废弃。

④ 标记血液透析器使用次数及复用日期及时间，尽快开始下一步程序。

⑤ 冲洗按如下步骤进行。

a. 血液透析器动脉端朝下。

b. 由动脉至静脉方向，以 1.5 ~ 2.0kgf/m^2（1kgf/m^2=9.80665Pa）（或 3 ~ 4L/min）压力冲洗血室。

c. 透析液侧注满水，不要有气泡，夹闭透析液出路 15min。

d. 放开透析液出口，同时以 2.0kgf/m^2 压力冲洗血室 2min，此期间短时夹闭血室出路 3 次。

e. 重复过程 c. 及 d. 共 4 次，每次变换透析液侧注水方向。

⑥ 清洁（血液透析器如无凝血，可省略此步骤）。根据透析膜性质选用不同的清洁剂。可选用 1% 次氯酸钠（清洁时间应 < 2min）、3% 过氧化

氢或 2.5%Renalin 清洁液充满血液透析器血室，用反渗水冲洗。

⑦ 检测。

a. TCV 检测。血液透析器 TCV 应大于或等于初始 TCV 的 80%。

b. 压力检测。血室 250mmHg（1mmHg=133.322Pa）正压，等待 30s，压力下降应 < 0.83mmHg/s；对高通量膜，压力下降应 < 1.25mmHg/s。

⑧ 消毒。

a. 将消毒液灌入血液透析器血室和透析液室，至少应有 3 个血室容量的消毒液经过血液透析器，以保证消毒液不被水稀释，并能维持原有浓度的 90% 以上，血液透析器血液出入口和血液透析器出入口均应消毒，然后盖上新的或已消毒的盖。

b. 供参考的常用消毒剂的使用要求见下表，其使用方法建议按血液透析器产品说明书上推荐的方法进行。

消毒剂	浓度 /%	最短消毒时间及温度	消毒有效期 /d
福尔马林	4	24h，20℃	7
过氧乙酸	0.25 ~ 0.5	6h，20℃	3
Renalin	3.5	11h，20℃	14 ~ 30

⑨ 准备下一次透析。

a. 检查血液透析器。

b. 核对病人资料。

c. 冲洗消毒液。血液透析器使用前必须用生理盐水冲洗所有出口。

d. 消毒剂残余量检测。血液透析器中残余消毒剂水平要求：福尔马林 5mg/L、过氧乙酸 1mg/L、Renalin 3mg/L。

（3）血液透析器自动复用清洗消毒程序

① 结束血液透析，首次复用前贴上血液透析器复用标签。

② 用生理盐水 500mL 冲洗血液透析器血室，夹闭血液透析器动脉及静脉端，关闭透析液出口，开始自动复用程序（如复用程序不能立即进行，应将血液透析器进行冷藏）。

③ 自动清洗。

a. 将血液透析器血室及透析液室出口分别连接于机器上。

b. 使用清洗液冲洗血室一侧（从动脉到静脉）。

c. 反超滤冲洗透析膜。

d. 冲洗透析液室部分。

e. 再次冲洗血室部分（分别从动脉到静脉及从静脉到动脉，共2次）。

④ 自动检测。

包括 TCV 检测及压力检测，参见（2）血液透析器半自动复用清洁消毒程序。

⑤ 自动消毒。

a. 用消毒液冲洗透析液室部分。

b. 用消毒液冲洗血室部分（从静脉到动脉）。

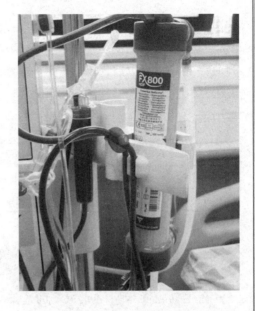

c. 将消毒液充满透析液室。

d. 将消毒液充满血室。

（4）透析器的复用消毒剂

目前，常用的透析器复用消毒液有甲醛、过氧乙酸、戊二醛和专用消毒液，也有报道用强氧化电位水和物理消毒法对复用透析器进行消毒的。由于含氯消毒剂对透析膜腐蚀性强，目前已经很少使用。

1）过氧乙酸 常使用二元包装的液体过氧乙酸，配制成含量为 0.3% ~ 0.5% 的溶液对复用透析器进行消毒。消毒结束后要冲洗干净，重新灌入的过氧乙酸溶液留置消毒作用 24h 可以使用。若消毒后不用，冲洗干净后重新灌入过氧乙酸留置至 1 周（放于 10℃ 以下储存柜内）。若 1 周后不用则需要重新冲洗干净后，再灌入新的过氧乙酸继续保存。使用前将透析器及血液管路与透析机连接，先排除消毒剂，再用透析液稀释冲洗约需要 2000mL，用含肝素的生理盐水冲洗干净即可正常透析。要确保过氧乙酸含量低于 1mg/L。

2）过氧化氢 使用 1% 的过氧化氢银离子消毒剂冲洗 10min，注入 10% 的过氧化氢银离子消毒剂浸泡 30min，用纯水冲洗干净后方可使用。若 3d 内不用需重新消毒（注入 10% 的过氧化氢银离子消毒剂浸泡 30min），用纯水冲洗干净。

3）专用消毒液 由过氧乙酸、过氧化氢和醋酸组成，是一种稳定的化学混合物，是美国 CDC 主要推荐的透析器复用消毒液。

（5）消毒剂的使用和储存条件

将常用消毒剂灌入透析器血室和透析液室，应保证至少有 3 个血室容量的消毒剂冲洗透析器，使消毒剂不被水稀释，并能维持原有浓度的 90% 以上。透析器的血液出入口和透析液出入口均应消毒，然后盖上新的或已消毒的盖。常用消毒剂及储存条件参考下表。

消毒剂	浓度 /%	需要的最短消毒时间及温度	消毒有效期 /d
过氧乙酸	0.25 ~ 0.5	6h（20℃）	3
Renalin	3.5	11h（20℃）	14 ~ 30

3. 水处理系统的消毒

在生物膜尚未广泛成长之前，建议每周进行一次透析用水处理系统消毒；当细菌超过或接近 50CFU/mL 或停机 48h 后，则必须及时消毒。

（1）物理消毒

水处理系统的物理消毒法包括热力消毒和紫外线消毒两种方式。

1）热力消毒　包括反渗透机和供水管路同时进行热力消毒以及单纯供水管路热力消毒两种。是水处理设备自配功能，可以每天治疗后自动进入程序，用加热到高于 85℃ 的热水进行消毒清洗，做预防性消毒。在清洗消毒过程中，因有泵动力作用能带走管壁的絮状物，使管壁清洁干净。热力消毒极易引起供水管道的漏水和损坏，对供水管道选用材料要求较高，多为进口产品，价格高于普通水处理系统。

2）紫外线消毒　限制在水处理系统的一些部位使用，一般是在储水罐（桶）中安装紫外线灯，波长在 254nm 的紫外线对杀灭细菌有效；应确保 $30mW \cdot s/cm^2$ 的照射剂量，效率受穿透能力及水中杂质的影响很大，对内毒素的清除能力很低。

（2）化学消毒

1）过氧乙酸　是水处理系统消毒最常用的消毒液，使用浓度一般为 0.1% ~ 0.2% 或参照水处理系统说明进行。水处理系统进入消毒程序后会自动进行浸泡和循环一定时间，然后将消毒液排放，用反渗水继续冲洗，将消毒液彻底清洗干净。

2）臭氧　使用浓度 0.2 ~ 0.5mg/L，接触时间 10min，性能远远优于二氧化氯、过氧乙酸、次氯酸钠和甲醛，是一种最有前途的血液透析供水系统消毒方法。在供水管路中浓度控制在 0.3 ~ 0.7mg/L 是安全的，使用时需与反渗透主机隔离。

3）次氯酸钠　使用次氯酸钠消毒会严重降低膜的使用寿命，甚至造成损坏，目前也很少使用。但对生物膜去除有效，一般只在供水管路的单独消毒中使用，有效氯浓度一般为 0.1 ~ 1mg/L。

4）专用消毒剂　由 27% 过氧化氢、4.5% 过氧乙酸和 68.5% 的惰性物质混合而成。其特点是安全性高，对设备的腐蚀性很低，不会降低水处理机的稳定性和使用寿命，对环境无害，可以自然降解成无害的水和醋酸，消毒效果好，稳定性高。也可用于血液透析机和复用透析器的消毒。

（3）储水桶的消毒

可在储水桶中安装波长为 254nm 的紫外灯，确保 $30mW \cdot s/cm^2$ 的照射剂量，进行消毒。也可用化学消毒剂消毒：将储水桶里的反渗水排空后，用 3000mg/L 过氧乙酸或 5000mg/L 有效氯溶液洗刷和擦拭储罐内外，再用反渗水反复冲洗，去除消毒剂。

（4）中央供液系统的消毒

透析液配制和供给的中央供液系统消毒与水处理系统消毒相似。B 液系统的碱性环境容易滋生细菌，配制 B 液时容器必须严格消毒，无菌操作，每日灭菌。A 液系统由于酸性环境，建议每周消毒一次。A、B 液系统消毒时储液箱应被消毒液完全浸泡，或采用喷淋式。

（5）消毒剂残留的控制

水处理系统各个环节或中央供液系统，化学消毒结束后，要用反渗水彻底冲洗系统的所有部分，以确保消毒剂残余量控制在安全标准允许的范围内。之后，必须检测消毒液残余含量,确保过氧乙酸应＜ 3mg/L, 次氯酸钠＜ 0.1mg/L,以保证病人的安全。

4. 生物膜形成后消毒和去除措施

使用"消毒—清洗—除垢"三位一体策略，多种药剂和方法共同或轮换使用才能有效控制其危害，保证透析病人的健康。

5. 血液透析场所环境的消毒

（1）空气消毒

血液透析室内要有良好有效的通风装置，室内保持空气清新。治疗室每日进行空气消毒，可采用紫外线照射，有条件的采用循环风紫外线空气消毒机。室内空气净化控制的具体措施有：坚持室内空气流通，不流通空气需要采用人工净化，每周坚持 1 次终末消毒；结合物体表面擦拭消毒，同时进行空气终末消毒；人工净化空气采用局部净化法，选择多因子组合循环风空气净化设备；终末空气消毒采用气溶胶喷雾消毒法；采用综合管理措施，保持室内空气洁净。

（2）地面消毒

每日坚持对地面进行至少 1 次卫生处理，可用含有效氯 250mg/L 的含氯消毒液（如 84 消毒液）擦拭地面，地面血迹随时消毒处理；使用后的拖把必须清洗、消毒、干燥后备用，推荐使用脱卸式拖头或一次性拖把。

（3）物体表面消毒

① 环境、物体表面应保持清洁、干燥，每次透析结束后应进行消毒，遇明显污染时应随时清洁与消毒。

② 对治疗车、床栏、床头柜、门把手、灯开关、水龙头等频繁接触的物体表面应每天清洁、消毒。

③ 被病人血液、呕吐物、排泄物或病原微生物污染时，应根据具体情况选择中水平以上消毒方法。对于少量的溅污（＜10mL），可先清洁再消毒；对于大量血液或体液的溅污（＞10mL），应先用吸湿材料去除可见的污染，然后再清洁和消毒。

④ 物体表面细菌数应 ＜ $10CFU/cm^2$，病人透析后要对其床边物体表面做 1 次擦拭消毒，用含有效氯 500mg/L 的含氯消毒剂擦拭消毒，作用 30min；物体表面消毒也可用 1000mg/L 复合季铵盐类消毒液擦拭消毒。沾染血迹的表面要用 1000mg/L 有效氯消毒液擦拭 2 遍，擦拭用的抹布应清洗、消毒、干燥后备用。

6. 医务人员手卫生

① 应在治疗区域内设置医务人员手卫生设备，包括流动水、非手接触式水龙头、清洁剂、干手物品或设施。

② 工作人员在操作中应严格遵守《医务人员手卫生规范》要求。

a. 在接触病人前后应洗手或用快速手消毒剂擦手。

b. 在接触病人或透析单元内可能被污染物体表面时应戴手套，离开透析单元时应脱下手套。

c. 在进行以下操作前后应洗手或用快速手消毒剂擦手，操作时应戴口罩和手套：深静脉插管、静脉穿刺、注射药物、抽血、处理血标本、处理插管及通路部位、处理伤口、处理或清洗透析机。

d. 在接触不同病人、进入不同治疗单元、清洗不同机器时应洗手或用快速手消毒剂擦手并更换手套。

e. 以下情况应强调洗手或用快速手消毒剂擦手：脱去个人防护用品后；开始操作前或结束操作后；从同一病人污染部位移动到清洁部位时；接触病人黏膜、破损皮肤及伤口前后；接触病人血液、体液、分泌物、排泄物、伤口敷料后；触摸被污染的物品后。

③ 卫生手消毒后医务人员手表面的菌落总数应 $\leqslant 10\mathrm{CFU/cm^2}$。

第九节　口腔科的清洁与消毒

一、口腔科消毒与灭菌管理原则

① 医院口腔科清洗、消毒与灭菌由口腔科和本医院消毒供应中心负责实施。

② 医院口腔科清洗、消毒与灭菌应遵照操作流程执行。

③ 医院口腔科清洗、消毒与灭菌工作质量应纳入医疗质量管理范围。

④ 结合医院实际，制定出本医院口腔科清洗、消毒与灭菌各管理规章制度，并接受医院感染管理部门和上级医疗行政部门的监督检查。

⑤ 应由专人负责医院口腔科清洗、消毒与灭菌工作，并接受相关技术培训，持证上岗。

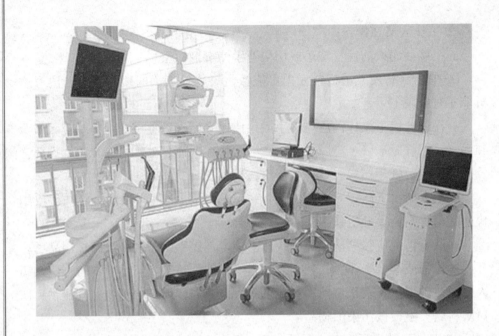

二、口腔科消毒与灭菌操作流程

（一）医院口腔科清洗、消毒与灭菌原则

医疗机构应当根据口腔诊疗器械的危险程度及材质特点，选择适宜的消毒或者灭菌方法，并遵循以下原则。

① 进入病人口腔内的所有诊疗器械，必须达到一人一用一消毒或者灭菌的要求。

② 凡接触病人伤口、血液、破损黏膜或者进入人体无菌组织的各类口腔诊疗器械，包括牙科手机、车针、根管治疗器械、拔牙器械、手术治疗器械、牙周治疗器械、敷料等，使用前必须达到灭菌。

（二）医院口腔科器械清洗、消毒与灭菌操作流程

工作人员清洗器械应穿工作服，戴口罩、帽子、护目镜，围围裙，戴橡

胶手套，加强个人防护。器械消毒灭菌应按照"去污染—清洗—消毒灭菌"的程序进行。具体流程为：加酶清洗液浸泡—初步清洗—超声波清洗机清洗—超声波干燥箱干燥—器械维护和保养—打包封口—压力蒸汽灭菌—存放或发放。

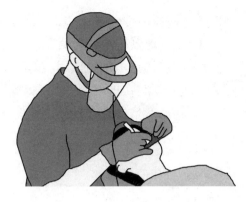

1. 医院口腔科器械清洗要点

① 口腔诊疗器械使用后，应当及时用流动水彻底清洗。其方式应当采用手工刷洗或者使用机械清洗设备进行清洗。

② 有条件的医院应当使用加酶清洗液清洗，再用流动水冲洗干净；对结构复杂、缝隙多的器械，应当采用超声清洗。

③ 清洗后的器械应当擦干或者采用机械设备烘干。

2. 口腔诊疗器械的消毒与灭菌要点

① 口腔诊疗器械清洗后应当对口腔器械进行维护和保养，对牙科手机和特殊的口腔器械注入适量专用润滑剂，并检查器械的使用性能。

② 根据采用的消毒与灭菌的不同方式对口腔诊疗器械进行包装，并在包装外注明灭菌日期、有效期等。

③ 采用快速卡式压力蒸汽灭菌器械，可不封袋包装，裸露灭菌后存放于无菌容器中备用；一经打开使用，有效期不得超过4h。

④ 牙科手机和耐湿热、需要灭菌的口腔诊疗器械，首选压力蒸汽灭菌的方法进行灭菌或者采用环氧乙烷、等离子体等其他灭菌方法进行灭菌。

⑤ 对不耐湿热、能够充分暴露在消毒液中的器械可以选用化学方法进行浸泡消毒或者灭菌。在器械使用前，应当用无菌水将残留的消毒液冲洗干净。

3. 具体操作步骤

口腔科器械种类繁多，使用频繁，周转快，因此口腔科的器械消毒与其他科室器械消毒有不同之处，现分类介绍消毒流程。

（1）**普通器械的清洗消毒**

1）初步浸泡清洗 使用后的医疗器械先将器械上的污垢洗净后放入加酶清洗液中浸泡0.5h，定时捞起将器械清洗干净。

2）超声波清洗机清洗 先将器械上的污垢、锈渍清洗干净，检查器械功能是否完好，有无损坏。将清洗好的器械放入加酶超声清洗机内清洗，适宜温度30℃，时间20min。

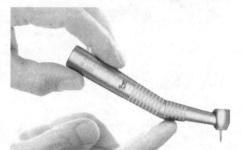

3）器械维护保养 将清洗好的医疗器械放入防锈润滑液中1min后捞起。

4）超声波干燥箱干燥 将清洗后的医疗器械放入超声波干燥箱干燥。

5）医疗器械打包封口 将医疗器械分类打包，牙挺、牙钳等器械独立包装，弯盘内放入口镜、探针、镊子打包成口腔治疗盘。

6）注明消毒日期 将包装好的包装袋反面用红色滚动章盖消毒日期及失效期，注明责任人或用打价器打上消毒日期及失效期。

（2）**专科器械的清洗消毒**

1）牙科手机消毒 牙钻手机是口腔门诊使用最多、污染最严重的医疗器械。牙钻手机表面污染容易消毒，但涡轮部位即手机内部较难消毒。涡轮及机头内壁由于高速涡轮在关闭时受负压作用，可将牙血、唾液吸到机内，使污染难以消除。因此，建议牙科手机首选压力蒸汽灭菌的方法进行灭菌。

专管消毒人员将牙科手机统一收回，拧开手机后盖，加入加酶超声波清洗液清洗后，用毛巾擦干组装好，手机注入养护机专门注油，打包封口后盖上消毒日期及失效期，注明责任人。将封好袋的手机整齐摆放于托盘上，纸面朝上，保持一定间距，有利于蒸汽流通，消毒后再检查手机是否封好。

每次治疗开始前和结束后及时踩脚闸冲洗管腔30s，减少回吸污染；有条件的可配备管腔防回吸装置或使用防回吸牙科手机。

2）车针类消毒 扩大针、G针、K锉、H锉等车针可先用超声波清洗机清洗后，仔细检查车针是否完好，可分类每10个按组打包，也可分类装入玻璃器皿中，消毒后统一放入治疗盘中备用。

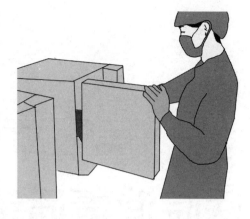

3）玻璃类消毒　调拌材料的玻璃板，清洗干净后打包封好，消毒时分开放置，勿重叠。

4）缝合针类消毒　可将三角针放在红色纸片上，圆针放在普通纸片上，针可通过不同颜色纸片辨认，分别打包后消毒备用。

5）口腔特殊材料消毒　口腔科的托盘、开口器、引流条等可用2%戊二醛浸泡10h以上，使用前用无菌蒸馏水冲洗干净，放入治疗盘中备用。

三、常用消毒方法的选择

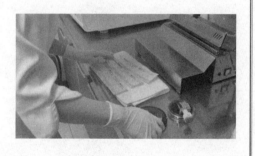

① 压力蒸汽灭菌法适用于一切能耐高温高压的医疗器械的灭菌，建议灭菌前用包装袋将需灭菌的医疗器械包装完整，并在包装外注明消毒日期及有效期。

② 环氧乙烷灭菌器。

③ 等离子体灭菌器。

④ 化学消毒剂的选择。

a. 理想消毒剂。高效广谱，作用快速，易清除，不凝固蛋白，刺激性小且气味轻，毒性和腐蚀性低，无环境残留。

b. 推荐顺序。根据目前市场实际和理想条件，推荐消毒剂顺序是戊二醛、邻苯二甲醛、过氧乙酸、二氧化氯、酸性氧化电位水。过氧乙酸、二氧化氯、酸性氧化电位水对被消毒物品有腐蚀性，用时应加以注意。

⑤ 口腔常用器械光波消毒器。光波管工作时瞬间产生强大的杀菌光波和高温，通过高温和紫外线联合作用达到消毒效果，5min可杀灭芽孢，对器械影响小、省时。

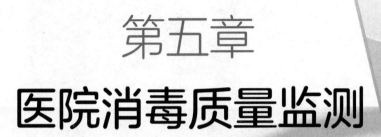

第五章
医院消毒质量监测

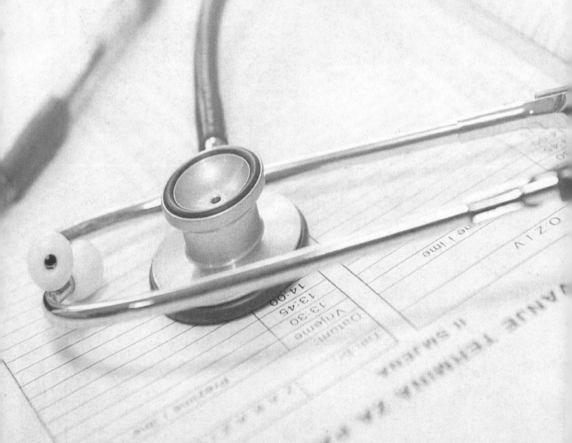

第一节 清洗质量监测

一、清洗监测对象

根据 WS 310.3—2016 的规定,清洗监测的对象包括:清洗后的手术器械、器具和物品;清洗消毒设备;清洗用水质量等。监测的目标是:评定器械清洗、消毒的质量;评定清洗消毒设备运行状况和效能,包括清洗程序、时间和水的温度,消毒时间和温度;评定清洗用水的质量。

二、清洗监测方法

（一）目测方法

器械清洗质量日常监测方法为目测法,是指直接使用肉眼或借助放大镜对清洗消毒后的每件器械进行检查,并记录不合格的问题。定期监测也应结合目测监测的结果进行综合分析。

（二）物理监测

应用物理监测方法进行机械清洗质量、清洗设备效能的评价和控制。通过观察设备显示屏参数及打印记录的程序、温度、时间等进行监测。清洗设备每一次的运行都要进行物理监测。

日常和定期的物理监测可采用电子记录装置的监测方法。在清洗设备运行时,可将其与清洗器械一同放置在清洗舱内,记录清洗过程的温度、时间和水压情况。应根据不同清洗设备功能进行物理监测,例如超声效能测试等。

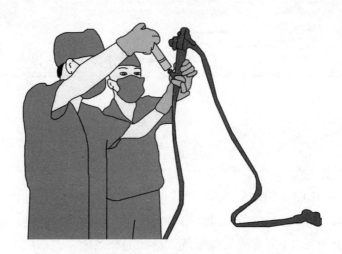

（三）清洗测试物

清洗效果测试物是采用监测产品进行清洗质量定性或定量分析的监测方法。目前国内外对清洗效果的评价方法很多，但还没有一个被医院广泛接受、公认的标准方法。一般来说，对于医疗器械清洗效果的评价主要是肉眼结合放大镜观察和有选择地对特殊医疗器械进行蛋白质残留和 ATP 法测定；而对于清洗器可选用人工血污染物和商品化的清洗测试物等。清洗效果测试物使用方法包括以下内容。

1. 蛋白质残留量测定

蛋白质测试棒主要评价测试物品的清洗效果。ISO 15883.5 提供的测试蛋白质的方法有茚三酮法、双缩脲法、OPA 法等。血液、蛋白质等是医院有机污染物中的主要成分，黏附性强，且血液中的主要成分为血红蛋白，因而残留蛋白质的测定是评价清洗效果的主要方法。在实际操作中，将清洗完毕的物品采样后测定残留蛋白质的量以评价物品的清洗效果。

2.ATP 三磷酸腺苷监测

含高能磷酸键的有机化合物存在于所有活的生物细胞中。测试涂抹棒和灌洗液中的 ATP，以间接反映微生物水平。ATP 法测试时需添置专门设备；需要细胞存在（真核细胞或原核细胞）；如仅有蛋白质或碳水化合物（糖类）

存在，无法检出 ATP。ATP 荧光法专门用以测试金黄色葡萄球菌和大肠埃希氏菌。ATP 法目前主要用于环境清洁程度、内镜清洁和器械清洗效果的评价。

3. 潜血测试

潜血测试利用血红蛋白中的含铁血红素类过氧化物酶的活性的特点，在酸及过氧化氢的作用下与血红蛋白作用，产生变色反应，用以检查器械上残留血迹存在与否。残留血试验只对血液敏感，干扰因素比较多，而残留蛋白质法远较残留血法科学。国外很少采用国内的残留血试纸法来评价医疗器械的清洗效果。国外推荐的方法是残留蛋白质法。

4. 标准污染物测试

使用标准污染物进行挑战或验证。按照 ISO 15883.1 清洗效果试验方法，取羊血制成人工血污染物，将测试物彻底清洁干燥，在室温下用刷子把试验污染物涂在普通外科器械表面的结合处。试验污染物的总用量应为清洗器清洗阶段总用水量的 0.05%，每个托盘水平和随意放置 20 个样本，清洗完毕后用肉眼判断，至少 95% 的测试物品不存在可见的残留试验污染物。对于微创外科器械，污染物应充满内腔（但应保持通畅），用刷子将薄层血液刷在模拟物品外表面，清洗完毕后用肉眼进行观察。在测试物品的外表面应没有发现可见的残留试验污染物。自行制作污染物不方便，目前市场上有商品化的人工模拟血污染物和蛋白质测试棒等可供选择使用。如 TOSI 等主要用于评价清洗设备的清洗效果。

若选择商品化的标准污染物，具体操作应严格参照厂商说明书进行。按照目前消毒供应中心行业标准的要求，当清洗物品或清洗程序发生改变时也可采用该技术进行检测。

（四）其他测试方法

主要包括测试清洗用水的电导率仪，以及测试水硬度、测试水 pH 值的方法等。

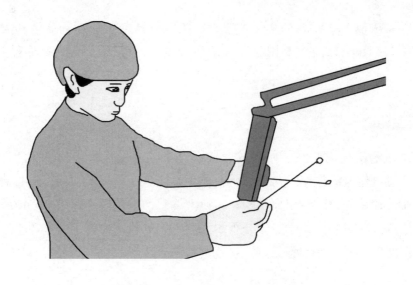

三、器械清洗监测操作

（一）目测操作

按照 WS 310.3—2016 的要求，目测检测为日常监测，每件清洗后的器械、器具和物品都应检查。目测是目前全世界比较公认的一种清洗效果监测方法，操作简单，容易开展。

器械和物品经清洗、消毒后，在打包之前应对物品清洗质量进行日常监测，以确保清洗质量和保证灭菌成功。操作时光源照明条件：通常器械的检查平均照度为 750lx，精细器械的检查平均照度为 1500lx。

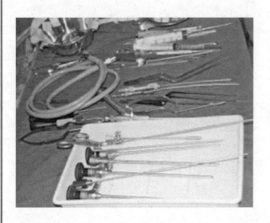

应确保每一件清洗消毒后的器械经过目测检查。材质表面光滑的器械如盆、盘、碗等，可通过肉眼直接观测检查；复杂器械、器械关节或缝隙处等，应使用带光源放大镜（4～6倍）查，以提高检查效果；管腔器械可以采用

专用探条进行探查。

（二）定期监测

定期监测作为日常监测的有效补充，采用目测和清洗效果监测物的方法。每月应至少随机抽取 3 ~ 5 个待灭菌包内全部物品的清洗质量。

定期监测工作应由质检员负责。目测方法同日常监测的检查内容保持一致，并将检查内容记录。如发现清洗不合格，应分析原因并采取相应措施。

1. 操作前评估方法及要求

清洗质量的定期监测与常规监测内容应至少保持一致，即依赖目测法和（或）配合带光源的放大镜；如有条件可以开展实验室技术方法对清洗质量进行更高要求，在开始之前应确保相关设施设备齐全，待检查的物品应清洗、干燥完毕，严格按照实验要求或产品使用说明书进行物品准备、采样操作和结果判读。

2. 操作步骤

① 在打好的器械包中，随机抽取 3 ~ 5 个不同类型的待灭菌包裹进行定期清洗质量检查。

② 若使用目测和（或）带光源放大镜进行检测，操作流程与日常监测相同。

③ 若使用实验室技术进行定期清洗质量检查，应严格按照实验要求或产品说明书进行和结果判读。

3. 操作注意事项

① 待灭菌包裹的选择应做到随机性和代表性。

② 定期清洗质量的检验人员可与日常清洗的检验人员不同。

③ 检测时要保证光线亮度达到要求。

④ 其他监测步骤同日常目测方法及操作。

4. 结果判定及处理

① 若采用目测方法，合格标准为：清洗后的器械表面及其关节、齿牙应光洁，无血渍、污渍、水垢等残留物质和锈斑。

② 若采用实验室技术进行测定，结果判定应依据相关文件和产品说明书。

③ 记录检查结果，如出现清洗不合格物品，应分析清洗失败原因并制订相应改进措施。

5. 标识及表格

① 应详细记录包裹内所有物品的清洗结果。

② 检查结果至少保留半年以上。

③ 定期监测与日常监测记录表格项目具有一致性，利于综合分析清洗质量问题。

第二节　消毒质量监测

一些物品经过消毒后会直接用于患者，因此消毒是重要的质量控制环节。应根据使用的消毒方法和器械消毒效果进行质量监测，如湿热消毒、化学消毒、消毒器械的细菌监测等。消毒监测方法和质量标准应符合 WS 310.3—2016 中 4.3 消毒质量监测的相关规定。

一、湿热消毒监测及操作

（一）监测对象

湿热消毒监测主要对象是消毒设备运行中维持消毒温度和时间的参数

及设备效能。监测的湿热消毒设备有清洗消毒器煮沸消毒设备。

（二）质量标准

WS 310.3—2016 5.4.2 规定消毒后直接使用的诊疗器械、器具和物品，湿热消毒温度应 ≥ 90℃，时间 ≥ 5min，或 A_0 值 ≥ 3000；消毒后继续灭菌处理的，其湿热消毒温度应 ≥ 90℃，时间 ≥ 1min，或 A_0 值 ≥ 600。一般器械物品经消毒后还要进行灭菌的应至少达到 A_0 值 =600，经消毒后直接使用应至少达到 A_0 值 =3000。

A_0 值是用来描述热力消毒过程是否有效，或者达到何种等级的一个常用标量。A 值是指在特定的 Z 值条件下，为达到特定的消毒水平，在 80℃下所需要的等效时间，常使用分钟或秒来表示。一般当 Z 值为 10℃时，即消毒对象为嗜热脂肪杆菌芽孢时所对应的 A 值就是 A_0 值。热力消毒质量的控制，主要是控制消毒的温度和时间。在 A_0 值评价系统中，凡要达到一定等级的 A_0 值，均需要配合适当的温度和时间：温度越高，时间越短；反之温度越低，时间越长。

（三）监测方法

主要采用物理监测方法，通过消毒温度与时间参数判定，具体监测方法是通过清洗消毒器设备自动控制系统对温度和时间进行测试和记录，该方法的优点是方便、经济，但存在的问题是不准确，需要定期校验自动控制系统。另外一种方法是通过专用测试产品进行测试，如电子记录装置或温度测试产品等，在设备运行时将专用监测产品放入设备中，运行结束后观测结果。

1. 日常监测

每次消毒设备运行时，通过设备自动测试打印记录，观测消毒维持的时间和温度或 A_0 值；应符合消毒质量标准。

2.定期监测

每年应对消毒设备消毒温度和消毒时间参数进行检测；新安装的设备和大修后设备也应该进行上述参数的检测，检测方法与检测结果应符合生产厂家的使用说明书或指导手册中的要求。

3.结果判断处理

监测不合格，应及时查找原因或修正参数；消毒后直接使用的物品应重新消毒处理。

4.监测记录

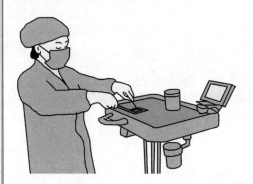

消毒质量表格记录的内容包括监测日期、消毒设备号、消毒温度、消毒时间或 A_0 值。使用监测产品进行湿热监测，应记录测试产品名称、测试结果。消毒监测记录保存时间 ≥ 6 个月。

二、化学消毒监测及操作

化学消毒剂必须以足够浓度在适当温度下保持与所有表面接触特定时间才能达到消毒的要求。不同种类的消毒剂所需的浓度、温度及暴露时间不同，必须严格按照消毒产品卫生许可批件中的规定使用，包括使用中的注意事项。

（一）监测对象

化学消毒剂监测对象为消毒剂浓度。

（二）质量标准

符合《医疗机构消毒技术规范》（WST 367—2012）规定消毒剂使用浓度。酸化水质量检测符合 WS 310.2 附录 C 酸性氧化电位水应用指标与方法。

（三）监测方法

1. 日常监测

① 若使用消毒剂应在配制后监测其浓度并记录。

② 酸性氧化电位水应每日在开机后进行监测。

a. 有效氯含量试纸检测方法。应使用精密有效氯检测试纸，其有效氯范围应与酸性氧化电位水的有效氯含量接近，酸化水有效氯含量为（60±10）mg/L。具体使用方法见试纸使用说明书。

b. pH 试纸检测方法。应使用精密 pH 检测试纸，其 pH 值范围与酸性氧化电位水的 pH 值接近，pH 值为 2 ~ 3。具体使用方法见 pH 试纸使用说明书。

c. 氧化还原电位（ORP）的检测。可在设备自动监测仪上直接监测读数；氧化还原电位（ORP）≥ 1100mV。

2. 定期监测

① 酸性氧化电位水定期监测残留氯离子 < 1000mg/L。监测方法根据 WS 310.2 酸性氧化电位水应用指标与方法。

② 其他所用消毒剂根据所使用消毒剂的稳定性，按照《医疗机构消毒技术规范》（WST 367—2012）要求进行定期监测。

3. 监测记录

监测记录应记录消毒剂监测日期、消毒剂名称、具体监测的浓度等项目、监测结果、监测人签名等；监测记录留存 ≥ 6 个月；监测不合格应立即纠正后使用。

三、器械消毒效果监测

经过消毒后直接用于患者的器械物品应定期进行消毒效果测试，如呼吸机管路及其配件等。

（一）监测要求及方法

① 应每季度进行消毒效果的监测，由检验室进行细菌培养。

② 监测方法遵循《医院消毒卫生标准》（GB 15982）中的要求。

③ 消毒物品的抽样，原则上是选取有代表性的和难于消毒的物品 3 ~ 5 件进行监测。

（二）监测结果判定

监测结果不合格，应从清洗、消毒方面查找原因并改进，保证消毒器械质量合格。

（三）监测记录

消毒效果的监测记录应记录监测时间、监测物品、监测方法、监测项目和结果等，并留存检验科检验报告。记录保存时间 ≥ 6 个月。

第三节 无菌质量监测

灭菌过程无法用肉眼或其他直接的方法进行监测，只能通过间接的手段对其过程进行监控，最终确保灭菌质量的合格。灭菌质量监测包括物理监测、化学监测和生物监测。这3种监测各有特点，必须综合分析3种监测方法的结果，以保证灭菌的合格。

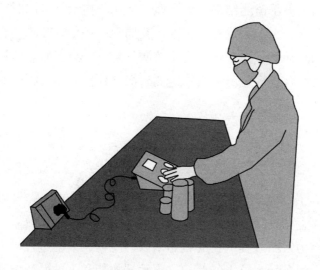

一、物理监测

指通过灭菌器设备自动控制系统对关键物理参数进行监测和记录的方法。以压力蒸汽灭菌为例，每次灭菌循环开始至结束应连续监测压力蒸汽灭菌的关键物理参数，包括温度、时间和压力。自动控制系统能适时显示和记录运行中以上参数的变化，及时发现灭菌失败。物理监测其局限性是灭菌器自动控制系统的温度探头一般位于排气口上方,无法监测包裹中心部位温度,监测结果只能反映灭菌器室内空间的温度，如局部灭菌物品装载过密，则该部位的实际温度可能比显示的温度低。另外，物理监测的缺陷也包括了探头等需要定期校验。物理监测很重要，但物理监测不能代替化学监测和生物监测。

二、化学监测

指利用某些化学物质针对某一杀菌因子的敏感性，使其发生颜色或形体改变，以指示杀菌因子的强度（浓度）和（或）作用时间是否符合灭菌处理要求的监测方法。化学监测能帮助发现因不正确的包裹、不正确的装载和灭菌器故障等引起的灭菌失败。化学监测的优点是：直接考核每个包裹的灭菌情况并可马上显示监测结果，如是多参数化学指示物可同时反映多个灭菌参数的最低要求，无需添置专用设备。其局限性是化学监测"合格"并不能证明该监测物品无菌。必须强调化学监测仅是整个灭菌质量考核体系中的一部分，应同时结合物理监测、生物监测来综合评价灭菌过程的有效性。

三、生物监测

是唯一含有活的微生物（芽孢）对该灭菌过程进行监测和挑战的监测技术。它能够直接反映该灭菌过程对微生物的杀灭能力和效果，是最重要的监测手段。因为灭菌过程的目的就是杀灭微生物，灭菌过程最大的挑战来自于对该灭菌过程有最大抗力的芽孢。灭菌器效能和灭菌循环参数的设定都是基于对特定芽孢的杀灭，所以在灭菌监测的工作中生物监测是其他方法不可替代的最重要的监测方法。但生物监测也不能代替物理监测和化学监测。